技能型紧缺人才培养培训教材
全国医药高等学校规划教材

供高专、高职护理、涉外护理、助产等相关专业使用

护理伦理学

主　编　袁丽容
副主编　郭英才　张绍翼
编　者　（以姓氏笔画为序）
　　　　王丹凤　黄河科技学院
　　　　杨志萍　湖北职业技术学院
　　　　李　欢　郑州大学
　　　　余安汇　安徽医学高等专科学校
　　　　张绍翼　重庆医药高等专科学校
　　　　张艳慧　黄河科技学院
　　　　袁丽容　湖北职业技术学院
　　　　郭英才　雅安职业技术学院

科学出版社
北　京

·版权所有 侵权必究·

举报电话:010-64030229;010-64034315;13501151303(打假办)

内 容 简 介

本书为技能型紧缺人才培养培训教材和全国医药高等学校规划教材之一。本书有以下特点:一是结构新颖。本书结构上打破了传统护理伦理教材的编写体系,从护理道德教育和修养、护理关系伦理、护理实践伦理、综合护理伦理四个模块、共十章进行编写。二是内容富有时代性。本书在内容上淡化学科界限,突出思想性、实用性、前瞻性、创新性,融入了当代医护发展及卫生事业改革中呈现的伦理问题进行探讨,更具有时代特色。三是目标明确,具有可读性、实践性。每章有学习重点、案例引导、伦理问题、伦理要求、考点提示和案例分析,符合高职护生学习、认知特点。让她们在学中想,想中学,不断地将护理职业道德内化,以提升自身护理道德修养,炼就良好的护理道德品质。

本书供3年制高专、高职护理、涉外护理、助产、医疗美容技术、社区医学等专业使用。

图书在版编目(CIP)数据

护理伦理学/袁丽容主编.—北京:科学出版社,2012.1

技能型紧缺人才培养培训教材·全国医药高等学校规划教材

ISBN 978-7-03-033259-2

Ⅰ.护… Ⅱ.袁… Ⅲ.护理伦理学-高等职业教育-教材 Ⅳ.R47

中国版本图书馆 CIP 数据核字(2011)第 281987 号

责任编辑:许贵强 / 责任校对:刘小梅
责任印制:刘士平 / 封面设计:范璧合

版权所有,违者必究。未经本社许可,数字图书馆不得使用

科学出版社 出版
北京东黄城根北街 16 号
邮政编码:100717
http://www.sciencep.com

三河市骏杰印刷有限公司印刷
科学出版社发行 各地新华书店经销

*

2012 年 1 月第 一 版　开本:850×1168 1/16
2015 年 1 月第五次印刷　印张:7
字数:234 000

定价:19.80 元
(如有印装质量问题,我社负责调换)

前　言

　　护理伦理学属护理人文课程范畴,是研究护理道德的学科,是现代护理与伦理的交叉学科。护理实践表明,护士能否以高度的责任感、使命感、慎独的作风、高昂的激情、无私的奉献致力于护理事业,关键就在于她们是否具有高尚的职业道德修养和良好的护理道德品质。护士执业资格考试大纲也增加了护理伦理的内容。因此,兼备知识、技能和人文素养的护理工作者正日渐突出。对护生加强护理道德教育已成为护理教育中的一项重要内容。

　　当今,护理教育事业正以前所未有的速度向前发展,高专、高职护理课程改革正向纵深推进,教材改革亦是课程改革的重要内容之一。本书正是以培养护生的综合职业能力为目标,以护理职业道德要求为依据,以护理工作中具有不同伦理问题的代表性案例为情景编写的,在内容上淡化学科界限,突出思想性、实用性、前瞻性、创新性。本书也是湖北省教育厅人文社会科学研究指导性项目《高职护理专业90后护生伦理服务意识的培养研究》成果之一(项目编号为:2011jyte040)。

　　本书有以下特点:一是结构新颖,教材结构上打破了传统护理伦理教材的编写体系,从护理道德教育和修养、护理关系伦理、护理实践伦理、综合护理伦理四个模块、共十章进行编写;二是内容富有时代性,教材融入当代医护发展及卫生事业改革中呈现的伦理问题,进行探讨,从而使教材内容具有时代特色;三是目标明确,具有可读性、实践性。每章有学习重点、案例引导、伦理问题、伦理要求、考点提示和案例分析,符合高职护生学习、认知特点,让她们在学中想、想中学,不断地将护理职业道德内化,以提升自身护理道德修养,炼就良好的护理道德品质。

　　在本书的编写中,我们参阅了国内外学者、专家、同仁的著作、文献资料和网上资源,吸纳了不少精华,有的未能一一标注,在此表示真诚的感谢并挚请谅解。

　　由于编者水平有限,书中难免有误,恳请使用本书的读者、同仁批评雅正!

编　者
2011年9月

目　　录

第1篇　护理道德教育和修养

第1章　护理伦理学及其现状 (1)
第1节　护理伦理学概述 (1)
　　一、护理的内涵 (1)
　　二、伦理的内涵 (2)
　　三、护理道德与护理伦理 (2)
　　四、护理伦理传统思想 (3)
第2节　现代护理伦理及其现状 (4)
　　一、现代护理伦理的确立 (5)
　　二、当代护理伦理的现状与展望 (5)
　　三、做一名新型合格的护理专业人才 (6)

第2章　护理伦理理论基础和道德修养 (7)
第1节　护理伦理的理论基础 (7)
　　一、生命论 (7)
　　二、道义论 (8)
　　三、美德论 (9)
　　四、义务论 (10)
　　五、功利论 (10)
　　六、公益论 (10)
第2节　护理伦理原则、规范和范畴 (11)
　　一、护理伦理基本原则 (11)
　　二、护理伦理具体原则 (12)
　　三、护理伦理基本规范 (14)
　　四、护理伦理基本范畴 (15)
第3节　护理伦理教育和修养 (19)
　　一、护理伦理教育 (20)
　　二、护理伦理修养 (21)

第2篇　护理关系伦理

第3章　护患关系伦理 (25)
第1节　护患关系伦理概述 (25)
　　一、护患关系的基本模式 (25)
　　二、护患关系的伦理原则 (26)
第2节　护患沟通伦理 (26)
　　一、沟通的概念及其类型 (26)
　　二、影响沟通的因素 (27)
　　三、护患沟通的技巧 (28)
第3节　护患冲突及其调适 (28)
　　一、护患冲突的概念及类型 (28)
　　二、护患冲突的特征 (29)
　　三、护患冲突的调适原则 (30)

第4章　护医关系伦理 (33)
第1节　护医关系的模式 (33)
　　一、传统的护医关系 (33)
　　二、新型的护医关系 (33)
　　三、理想的护医关系 (34)
第2节　护医工作配合中的矛盾 (35)
　　一、影响护医关系的因素 (35)
　　二、护医关系中的角色期望 (36)
第3节　建立和谐护医关系 (36)
　　一、和谐护医关系的意义 (36)
　　二、护医关系的伦理要求 (37)
　　三、建立和谐护医关系的技巧 (37)

第5章　护际关系伦理 (39)
第1节　正确处理护际关系的必要性和伦理规范 (39)
　　一、和谐护际关系的必要性 (39)
　　二、护际关系伦理规范 (39)
第2节　护际关系的协调 (40)
　　一、同科室护际关系及伦理 (40)
　　二、各科室间护理人员及其他各部门关系及伦理 (41)

第6章　护理人员与公共关系伦理 (43)
第1节　护理人员与公共关系的特殊性 (43)
　　一、工作对象和内容的特殊性 (43)
　　二、工作能力要求的特殊性 (43)
　　三、工作开展的特殊性 (44)
第2节　护理人员与公共关系伦理准则 (44)
　　一、面向基层，服务社会 (44)
　　二、坚持原则，严守制度 (44)
　　三、任劳任怨，持之以恒 (44)
　　四、钻研业务，不断提高 (44)

第3篇　护理实践伦理

第7章　不同公共区域的护理伦理 (46)
第1节　门、急诊护理伦理 (46)
　　一、门诊护理特点及伦理 (46)
　　二、急诊护理特点及伦理 (47)
第2节　病房护理伦理 (48)
　　一、病房护理特点 (48)
　　二、病房护理伦理问题 (49)

三、病房护理伦理要求 ……………… (49)
　第3节　社区护理伦理 ………………… (50)
　　一、社区护理特点 …………………… (50)
　　二、社区护理伦理问题 ……………… (51)
　　三、社区护理伦理要求 ……………… (51)
　第4节　公共卫生护理伦理 …………… (51)
　　一、公共卫生护理特点 ……………… (52)
　　二、公共卫生护理伦理问题 ………… (52)
　　三、公共卫生护理伦理要求 ………… (53)
第8章　各科患者的护理伦理 …………… (54)
　第1节　妇产科患者的护理伦理 ……… (54)
　　一、妇产科患者护理过程中存在的伦理
　　　　问题 ……………………………… (54)
　　二、妇产科患者的护理伦理要求 …… (55)
　第2节　儿科患者的护理伦理 ………… (55)
　　一、儿科患者护理过程中存在的伦理
　　　　问题 ……………………………… (55)
　　二、儿科患者的护理伦理要求 ……… (56)
　第3节　老年患者的护理伦理 ………… (57)
　　一、老年患者护理过程中存在的伦理
　　　　问题 ……………………………… (57)
　　二、老年患者的护理伦理要求 ……… (57)
　第4节　手术患者的护理伦理 ………… (58)
　　一、手术患者护理过程中存在的伦理
　　　　问题 ……………………………… (　)
　　二、手术患者的护理伦理要求 ……… (59)
　第5节　癌症患者的护理伦理 ………… (60)
　　一、癌症患者护理过程中存在的伦理
　　　　问题 ……………………………… (60)
　　二、癌症患者的护理伦理要求 ……… (60)
　第6节　临终患者的护理伦理 ………… (61)
　　一、临终患者护理过程中存在的伦理
　　　　问题 ……………………………… (61)
　　二、临终患者的护理伦理要求 ……… (62)

第4篇　综合护理伦理

第9章　护理科研伦理 …………………… (64)
　第1节　护理科研伦理 ………………… (64)
　　一、护理科研 ………………………… (64)
　　二、护理科研道德的特点 …………… (64)
　　三、护理科研道德的作用 …………… (65)
　　四、护理科研的伦理规范 …………… (66)
　第2节　人体试验的护理伦理 ………… (67)
　　一、人体试验的意义 ………………… (67)
　　二、有关人体试验的伦理规范 ……… (67)

　　三、知情同意伦理准则 ……………… (68)
　　四、人体研究的伦理审查 …………… (69)
　第3节　人工辅助生殖技术伦理 ……… (70)
　　一、人工辅助生殖技术的概念 ……… (70)
　　二、人工辅助生殖技术的伦理学问题 … (70)
　　三、人工辅助生殖技术伦理原则 …… (72)
　　四、人工辅助生殖技术中的护理伦理 … (72)
第10章　护理伦理决策、评价、管理 …… (74)
　第1节　护理伦理决策 ………………… (74)
　　一、护理伦理决策及其作用 ………… (74)
　　二、确立一定的护理伦理决策模式 … (76)
　　三、护理伦理决策的准备、能力要求和
　　　　原则 ……………………………… (76)
　第2节　护理道德评价 ………………… (77)
　　一、护理伦理评价及其作用 ………… (77)
　　二、护理伦理评价的标准 …………… (78)
　　三、护理伦理评价的依据 …………… (79)
　　四、护理伦理评价方式 ……………… (80)
　　五、护理伦理考核 …………………… (80)
　第3节　护理管理伦理 ………………… (83)
　　一、护理伦理与护理管理 …………… (83)
　　二、护理管理伦理 …………………… (84)

参考文献 ………………………………… (88)
附录　国内外护理伦理、医学伦理文献资料 … (90)
　　一、大医精诚论 ……………………… (90)
　　二、医家五戒十要 …………………… (90)
　　三、医务人员医德规范及实施办法 … (91)
　　四、中国医学生誓言 ………………… (91)
　　五、中华人民共和国护士管理办法 … (91)
　　六、人类辅助生殖技术管理办法 …… (92)
　　七、人体器官移植条例 ……………… (93)
　　八、国际护士守则 …………………… (96)
　　九、希波克拉底誓言 ………………… (96)
　　十、迈蒙尼提斯祷文 ………………… (97)
　　十一、胡佛兰德医德十二箴 ………… (97)
　　十二、日内瓦协议法 ………………… (98)
　　十三、悉尼宣言 ……………………… (98)
　　十四、东京宣言 ……………………… (98)
　　十五、夏威夷宣言 …………………… (99)
　　十六、吉汉宣言 ……………………… (99)
　　十七、人体生物医学研究国际伦理指南 … (100)
　　十八、南丁格尔誓言 ………………… (103)
护理伦理学(高专、高职)教学基本要求 … (104)
目标检测选择题参考答案 ……………… (106)

第1篇 护理道德教育和修养

第1章 护理伦理学及其现状

学习目标

1. 理解护理伦理的含义,感悟中外护理伦理思想的优良传统
2. 了解伦理的基本问题
3. 明确在新医疗护理模式中的护理伦理要求

第1节 护理伦理学概述

案例 1-1

邹瑞芳是第 35 届国际南丁格尔奖章获得者。有一次,她以前同事的儿子探视患者,得知她仍在做护士长时,就说:"邹妈妈,我小时候你就是护士长,现在还是护士长呀!"邹瑞芳在文中写到:我当时愣了,我是护士,不当护士长当什么?当护士长不是最有意义的工作吗?救死扶伤在第一线工作不是最能体现人生的最高价值么?当得知他(同事儿子)已是工业局的科长时,内心十分高兴,但他们对护理工作一无所知,护士怎能离开护理队伍去当什么科长呢?任何职业都有它困难、艰辛、繁杂的一面,没有哪一种职业坐在那儿就可以拿高薪的。人都有生、老、病、死,但是生、老、病、死都离不开护士。当自己生病或家属有病时,才感到我怎么那么需要、那么离不开医院呢?所以青年护士姐妹们,热爱自己的专业吧!把减轻患者痛苦作为己任,维护生命,促进健康,实行身心全面护理,把春风与温暖送给患者,为保障人民健康做出贡献,这就是我们护士的人生价值(图 1-1)。

问题:
1. 什么是护理伦理?
2. 邹瑞芳的护理经历与感悟体现了怎样的护理职业道德?

一、护理的内涵

(一)照顾

护理一词的英文是"nursing",源于拉丁文"nutricius",意为抚育、扶助、保护、照顾弱小等。随着护理专业的形成和发展,护理的内涵也发生了深刻的变化,但纵观护理发展史,无论在什么年代,无论是以什么样的方式提供护理,照顾患者或服务对象永远是护理的核心内容。照顾是护理永恒的主题!

(二)人道

"救死扶伤,实行革命人道主义。"护士是人道主义忠实的执行者,在护理工作中提倡人道,首先要求护士认识到每一个护理对象都是具有不同个性特征的人,有着各种需要的人,从而尊重个体,注重人性,同时也要求护士对待护理对象一视同仁,为人类的健康服务。

(三)帮助

护患之间帮助性关系、双向互动是促进健康的手段。护士与护理对象是一种帮助与被帮助、服务与被服务之间的关系:护士以自己特有的专业知识、技能与技巧提供帮助与服务,满足护理对象特定的需要,与护理对象建立良好的帮助性关系;同时,护士在帮助护理对象时,也深化了自己的专业知识与专业技能,积累了工作经验,自身的专业水准也得以提高。

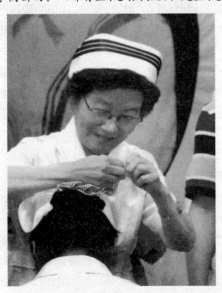

图 1-1 邹瑞芳

二、伦理的内涵

(一)伦理的词源含义

1. 中国文化伦理的含义 在中国的古代文化中,伦理最早是作为两个词运用的。《说文解字》解释说:"伦,从人,辈也,明道也";"理,从玉,治玉也"。在这里,"伦"即人伦,指人的血缘辈分关系,转义为人与人之间的关系。孟子的"父子有亲,君臣有义,夫妇有别,长幼有序,朋友有信"就是指的人和人之间最重要的五种关系。"理"即治玉,指整理玉石的纹路,引申为事物的条理、道理和规则。汉语中两者联用即"伦理"一词,最早见于春秋战国时期的《礼记·乐记》,其中说:"凡音者,生于人心者也;乐者,同伦理者也。"伦理就其字面意思来说,就是人伦之理,就是调节、处理人与人之间、人与社会之间关系的道理与准则。和谐的人际关系对社会发展进步起着十分重要的作用。因此,对人们进行伦理教化是人类进入文明社会后所面临的一项重要课题。西汉时期的贾谊曾有"以礼义伦理教训人民"的政治主张。

2. 西方文化传统伦理的含义 在西方文化传统如英语中,伦理"ethics"一词源于希腊的"ethos",意为风尚、习俗、德性等意思,故"伦理学"在西方又称"人生哲学"或"道德哲学"。

(二)伦理的基本问题

伦理所研究的问题很多,当代各个学者根据自己对伦理的不同理解给予了不同的回答,学术界也没有一个统一的看法。不仅如此,就是在历史上,也没有统一的看法,因为对伦理学本身的理解在不同时代就有很大的不同。当今我国伦理学界对伦理基本问题的看法至少有如下几点。

(1) 认为"道德与利益的关系"是伦理的基本问题。

(2) 认为"善与恶的关系"是伦理的基本问题。

(3) 认为"应有与实有的关系"是伦理的基本问题。

(4) 认为"权利与义务的关系"是伦理的基本问题。

(5) 认为"意志自由"是伦理的基本问题。

(6) 认为"道德与社会历史条件的关系"是伦理的基本问题。

(7) 认为"人的存在发展要求与个体以他人、社会应尽责任义务"是伦理的基本问题。

其中前两种观点在中国产生了很大的影响。

(三)伦理分类

从人类伦理思想产生的背景以及由此表现出来的民族特征、体现的民族心理来看,人类伦理思想可以分为中国传统伦理思想、埃及及古印度伦理思想、西方伦理思想三个不同的体系。从现代伦理思想家所提出的伦理主张与伦理认识所具有的基本特征来看,现代伦理可分为理论伦理、描述伦理、规范伦理、比较伦理、实践伦理、应用伦理等。

三、护理道德与护理伦理

(一)护理道德

首先理解道德的意义。"道德"一词,在中国历史上最早是分开使用的。"道"表示道路或街道,引申为事物变化发展规律之意,包括规律、必然、合理、正当、理想、方法、通达等;"德"从"得"而来,指依据一定原则去行动而有所得,有品质、德行的意思。西方"道德"一词源于拉丁文的"mollies",其单数"mos"指个人的性格和品性,复数"moles"指风俗和习惯,也兼具社会风俗与个人品性。由此可见,无论是中国还是西方,"道德"一词都有风俗习惯所沿袭下来的人与人之间的行为原则和规范之意,也包含个人思想品质的修养。

所谓道德,是由一定的社会经济关系决定的,依靠社会评价、传统习俗和内心信念来维系的,表现为善恶对立的,用以调整人们之间以及个人与社会之间关系的心理意识、原则规范和行为活动的总和。

"道德意识"、"道德关系"、"道德活动"是构成道德的三个要素,三者相互联系、相互制约。道德意识是道德关系形成的思想前提,又是道德活动的支配力量;道德关系是道德意识的现实表现,又是以道德活动为载体,并规定人们的道德活动;道德活动是道德意识形成的现实基础,又是道德关系得以表现、保持、变化和理新的重要条件。

道德作为一个有特殊结构的系统,对作为它载体的人,具有调节、导向、教育、辩护、认识和激励的功能。

护理道德是社会一般道德在护理实践领域中的特殊体现,是在护理实践中形成的,以善恶作为评价标准的,用来约束、规范护士行为,调整护理实践中的各种道德关系,引导护理人格完善的行为准则和行为规范的总和,其本质反映护理领域中各种道德关系的特殊意识形态和特殊职业道德。

(二)护理伦理

护理伦理(nursing ethics)学是以伦理的基本原理为指导,以护理道德为研究对象,探究护理实践中护士与患者之间、护士之间、护士与其他医务人员之间、护士与护理科学之间以及护士与社会之间关系的护理道德意识、规范和行为的科学。它是伦理的一个分支,属于应用伦理的范畴,是护理和伦理交叉交融形成的边缘学科。其中,护士与患者的关系是护理伦理的核心问题和主要研究对象。

护理伦理与护理实践关系密切,它一旦为护士所掌握,将会促成其行为转变为自觉的行为、道德的行为,从而把护士造就为高尚的人、纯粹的人、脱离低级趣味的人、有益于人民的人。

四、护理伦理传统思想

(一)我国传统护理伦理思想

我国古代医、护、药没有明确分离,没有专门的职业护理,护理道德思想散见于古代各个时期的医学伦理道德的思想之中。在人类社会发展的不同时期,在医学和护理学发展的不同阶段,历史上的一些医学家都倡导和实践了许多优秀的护理伦理道德。其中,孙思邈作出了最为卓著的贡献,著有《大医习业》《大医精诚论》等重要医德文献,提出了一系列的伦理思想,成了祖国医护道德的集大成者(图1-2)。我国传统护理伦理思想归纳如下。

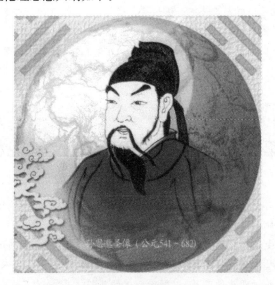

图1-2 孙思邈

1. **仁爱为怀,济世救人** "医乃仁术"是我国古代医家的共识,他们一直把"济世救人"作为医学的最高目的,把"仁爱为怀"作为行医的基本原则,把培养"仁人之士"作为自己修行和社会医学教育的根本目标。宋代林逋在《省心录·论医》中指出:"无恒德者,为可为医,人命死生之系也。"处处展示出以仁爱精神为核心的人道主义思想。同时,孙思邈还要求医生做到"纵绮罗满目,忽左右顾盼;丝竹凑耳,无得有所娱"。他认为在行医时如果"医者欢娱,傲然自得"必将导致"人神所共耻,至人所不为"。

2. **普同一等,一心赴救** 祖国医护伦理要求在行医看护过程中,对服务对象必须做到普同一等、"一心赴救"、"贫富虽殊,药施无二"。孙思邈在《大医精诚论》中写到:"如有疾厄来求救者,不得问其贵贱贫富,长幼妍媸,华夷愚智,普同一等,一视同仁,皆如至亲之想……昼夜寒暑,饥渴疲劳,一心赴救。"

3. **精勤不倦,刻苦钻研** 我国历代名医大家都积极倡导、主张行医者要有精勤为倦、刻苦钻研的治学精神。明代名医徐春浦曾说:"医本活人,学之不精,反为夭折"、"医乃生死所寄",自古也有"人命关天"、"临病如临敌"、"用药如用兵"、"用药如用刑"等古训。孙思邈极力主张学习医学的人必须做到"博学医源,精勤不倦"、"不得道听途说,而言医道已了,深自误哉"。明代著名医学家李时珍参阅各种书籍八百多种,访问名医宿儒,搜集民间验方,积极向药农、樵夫、农民等请教药学知识,翻山越岭,多次在自己身上进行验证,耗时27年,完成了190余万字的中医药巨著《本草纲目》。

4. **清正廉洁,淡泊名利** 古代医者清正廉洁、淡泊名利的动人故事不胜枚举。如东汉的张仲景抛弃了长沙太守的高官厚禄,专心为民解除疾苦,受到了人民的爱戴;东汉名医华佗不攀权贵,坚持为百姓治病,被人们千古传颂;三国时期的名医董奉,为患者诊治疾病不计报酬,只让患者量力植栽杏树,到年老之时得杏树十万株,并以易谷以救贫困,留下了"杏林春暖"的佳话;唐朝名医孙思邈医技精湛,多次拒绝朝廷聘他做官;宋代名医庞安时对远道而来的重病患者,不仅认真为其诊治疾病,还腾出房间让患者住,亲自为患者煮粥煎药,精心护理到病情痊愈,得到人们传颂。清代著名医学家费伯雄明确指出:"欲救人而学医则可,欲谋利而学医则不可"。

5. **谦虚为怀、尊重同道** 我国历代医家提倡同行之间要谦和谨慎、取长补短,反对自悖骄傲,门户之见。孙思邈在《大医精诚论》中指出:"夫为医之法,不得多语调笑,道说是非,议论人物,炫耀声明,訾毁诸医,自矜已德,偶然治瘥一病,则昂头戴面,有自许之貌,谓天下无双,此医人之膏肓也。"明代著名外科医生陈实功则向同行强烈呼吁:"有学者师事之,骄傲者谦让之,不及者荐拔之。"明代名医朱丹溪为一位女患者治瘆病,病已基本痊愈,但脸颊红点一直不退,他依然请比自己年轻、名气小的葛可久医生治疗,果然将该患者彻底治愈。

中国医德传统中贯穿着对人的生命、人的价值、人的人格尊严高度尊重和对患者强烈的责任感。

(二)国外护理伦理的优良传统

医学无国界。在世界人类医学史中,蕴含着丰富的护理伦理。西方以希波克拉底为代表的传统医学伦理观念成为医护人员共同的宗旨,为护理职业的诞生奠定了重要的基础。研究借鉴这一宝贵的人类文化成果,有助于更好地推进我国当代的护理伦理发展和高素质护理人才的培养,也有助于在对外开放中更好地实现与国际护理接轨。

1. 救死扶伤,服务患者　希波克拉底(Hippocrates,前460~前377)是西方医学的奠基人,被称为"西医之父",他也是西方医德的创始人与奠基人(图1-3)。《希波克拉底誓言》是西方医德的经典文献,也是后世医者的誓言。他强调:"无论我至何处,遇男或女,贵人及女卑,我之唯一目的,为患者谋幸福。"18世纪德国名医胡弗兰指出:"医生活着不是为了自己,而是为了别人……要用忘我的工作来救死扶伤,治病救人。"

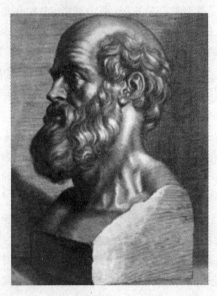

图1-3　希波克拉底

2. 平等待患,一视同仁　《国际护士守则》规定:"护理的需要是全人类的需要","不论国籍、种族、主义、肤色、年龄、政治和社会地位,一律不受限制","不分贫富智愚,不分黑人白人,均应耐心地服务"。

3. 奉告人道,敬重生命　《日内瓦协议法》指出:"我要为人道服务,神圣地贡献我的一生,我要凭自己的良心庄严地来行医,我首先考虑的是患者的健康。我决不允许宗教、国籍或地位等来干扰我的职责和患者之间的关系。我对生命保持最高的尊重,即使在受到威胁下,我也决不将我的医学知识用于违反人道主义规范的事情。"

4. 尊重患者,慎言守密　《希波克拉底誓言》《南丁格尔誓言》《护理伦理国际法》等文献中都强调要尊重生命,尊重患者的尊严和权利,保守患者的秘密。南丁格尔强调:"必须记住自己是被患者所依赖和信任的,她必须不说别人的闲话,谨言慎行。"

5. 尊师重道,敬重同行　《希波克拉底誓言》中强调:"凡授我技艺者,敬之如父母,作为终身同业伴侣。彼有急需我接济之,视彼儿女犹如我弟兄,如欲受业,当免费无条件传授之。"《日内瓦协议法》中指出:"对我的老师给予他们应该受到的尊敬和感恩……我的同道均是我的兄弟。"

国外医学中的为患者服务、一视同仁的对患态度、生命神圣观、保守患者秘密、注重医生自身的品格修养等也成为护理伦理的主要内容。

国内外不同的医学伦理思想表现出共同的人道性质,体现出对生命的高度尊重,对患者的真诚关爱、严谨的医疗作风和精益求精的医术要求,形成了护理伦理的优良传统!

☞考点:护理伦理的核心问题,国内外护理伦理思想的精髓

案例1-1分析

1. 护理伦理是以护理道德为研究对象,探究护理实践中护患之间、护护之间、护医之间等关系的护理道德意识、规范和行为的科学。在护理实践中,护理伦理一旦为护士所掌握,将会促成其行为转变为自觉的行为、道德的行为,从而把护士造就为高尚的人、纯粹的人、脱离低级趣味的人、有益于人民的人。

2. 邹瑞芳的护理经历与感悟体现了仁爱为怀、济世救人、精勤不倦、刻苦钻研、清正廉洁、淡泊名利的护理职业道德?

第2节　现代护理伦理及其现状

案例1-2

弗洛伦斯·南丁格尔(Florence, Nightingale 1820~1910)是英国人,她出身于名门望族(图1-4)。受过良好教育,精通多国语言,意志坚定,富有强烈的社会责任感。她从小便经常照看附近村庄的病残人,并护理她的亲属,以解除病者的痛苦。

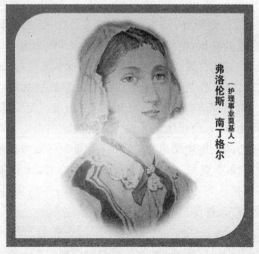

图1-4　弗洛伦斯·南丁格尔

当时,没有一个有身份的人做护士。出身于贵族的南丁格尔不顾家庭阻挠和阶层的反对,毅然选择了护士的职业。她利用到欧洲旅游的机会,了解各地护理工作。最后她选定了凯瑟沃兹医院,并于1851年在该院参加了4个月的短期训练班,使她学护士的理想终于实现。在学习期间,她亲身体验到护理工作要为患者解除痛苦、给予精神安慰,必须付出多方面的辛勤劳动。

1853年,她在伦敦担任了妇女医院院长。次年,克里米亚战争爆发,她受政府的邀请,带了38名妇女,启程前往克里米亚。在那里,面对种种困难,她重点整顿了纪律,精心的护理挽救了很多士兵的生命。士兵为了表示对她们的感谢,不再骂人,不再粗鲁。夜静时,南丁格尔手持油灯巡视病房,士兵竟躺在床上亲吻落在墙壁上她的身影。她要注意士兵的伤口是否换药了,是否得到了适当的饮食。她安慰重病者,并督促士兵往家里写信并把剩余的钱给家里寄去,以补助家庭生活。她自己还寄了几百封信给死亡士兵的家属。在很短的时间内,她便在士兵中成了传奇式的人物,同时,全英国也知道了"持灯女士"。短短半年时间,士兵的死亡率由原来的50%下降到22%。南丁格尔在克里米亚患了克里米亚热,健康还没有完全恢复,就又继续工作。1856年11月,她作为最后的撤离人员,返回英国。回到英国后,她已极度疲惫,但很快,她又继续忙于英国皇家专门调查委员会的军队卫生工作。战争结束后,她选中了伦敦的圣·托马斯医院作为她开办的第一所护士学校,开始培养护理专业人才。

南丁格尔女士以最高贵的奉献精神把一生献给了护理事业,为护理事业奋斗终生。英国人把她看做是英国的骄傲,为她在伦敦树立了铜像,并把她的大半身像印在10英镑纸币的背面(正面是英国女王伊丽莎白二世的半身像)。美国大诗人 Longfellow(1807~1882)为她作诗,赞美她的精神是高贵的,是女界的英雄。如今全世界都以5月12日为护士节纪念她。南丁格尔被列入世界伟人之一,受到人们的尊敬。

问题:
1. 为什么南丁格尔受到了世人的尊敬?
2. 作为一名准护士你应从哪些方面注重学习与实践以提高自己的职业道德素养?

一、现代护理伦理的确立

南丁格尔建立的现代护理学是现代护理伦理确立的基础。她为后人留下了200多部专业著作和文章,其中最具代表性的是1858年的《医院札记》(1946年再版时改名为《护理的艺术》)。书中处处从实际出发,蕴含了对患者的关心和爱护,通篇展现了高尚的护理伦理思想。她说:"护士的工作对象不是冰冷的石块、木头、纸片,而是有热血有生命的人类","护理是精细艺术中之最精细者",因此护士"必须有一颗同情的心和一双勤劳的手。""必须记住自己是被患者依赖和信任的,她必须不说别人的闲话,不与患者争吵……她必须尊重自己的职业,服从上帝的召唤,因为上帝是出于信任才会把一个人的生命交付在她的手上。"《医院札记》为护理伦理的形成奠定了坚实的基础。

国际护士学会于1973年制定了《国际护理学会护士伦理法典》,提出了护理伦理的理念和规范,指出"护士的基本任务有四个方面:增进健康、预防疾病、恢复健康和减轻痛苦",护理的本质是尊重人的生命、尊重人的尊严和尊重人的权利。现代护理教育体制的形成、各种护理组织的成立标志着现代护理事业的形成,而护理伦理规范的提出和不断完善标志着现代护理伦理的确立。

二、当代护理伦理的现状与展望

护理的需要是全人类的需要,护理伦理是在科学地护理患者的基础上尊重人的生命、人的尊严、人的权利。随着人类文明的进程,当代护理伦理也会不断地发展、扩充、更新。

(一)护理伦理研究日益受到重视,护理伦理日趋规范化、法制化

随着各国民众生活水平普遍提高,对健康日益重视,各个国家政府也日益加大对医疗卫生事业的发展与投入。因为护理伦理在护理教育与护理质量的提高中发挥了独到作用,因此对护理伦理的研究也日益被各国卫生机构和国际医疗卫生组织所重视,从而形成了一系列的护理伦理规范,为护理事业的发展提供了更好的伦理保障。例如,1953年国际护士协会制定了《护理伦理国际法》,1976年美国护理协会制定了《护士章程》(1985年进行了修改),1977年英国皇家护理学院发表了《护理研究之人权伦理指引》,1988年我国卫生部制定了《医护人员医德规范及其实施办法》,1993年我国卫生部颁布了《中华人民共和国护士管理办法》等。

(二)护理伦理教育受到普遍重视,护士的道德素质逐渐提升

医学模式的转变促使护理教育必须与其同步发展,以传授专业知识为主的传统护理教学已不能适应现代护理人才培养。为了全面培养与提升护士的素质,各医疗机构、护理院校在对护理伦理规范加强研究探索的过程中,也加强了护理伦理的学科建设,使

护理伦理成为现代护理教育体系中一门重要的独立的医学人文学科,为人们日益重视,为护士道德素质的培养与提高奠定基础。2011年6月,全国医学高职高专教育研讨会护理教育分会、中国职业技术教育学会医护专业高职教学研究会在广州市举办了以护理人文素质教育为主题的"全国护理高职高专教育研讨会"。不少护理院校在教育观念、教学内容等方面进行了积极而有益的改革与探索。

(三)护理伦理观念逐步更新与转变

随着医学科学技术不断发展、更新,人们对生命神圣论有了更加科学的认识,生命伦理观念也在不断发生变化。人们正逐渐将生命神圣、生命质量和生命价值相结合,将义务与效果相统一,将护理伦理与多学科融合,全方位、多视角进行护理伦理思考。

三、做一名新型合格的护理专业人才

在生物-心理-社会医学模式中,整体护理观念对护士提出了全新的要求。新型合格的护理人才,不仅要有坚定、正确的政治方向,还要有良好的护理道德观念;不仅要掌握科学的现代护理理论知识和娴熟的护理技能,拥有良好的心理素质,而且需要培养崇高的护理道德品质。护理道德不仅是"德"的重要内容之一,也是"智"的一个方面,护理道德素质已经成为了护士必不可少的素质。

提高护理道德素质,首先要重视对护理伦理的基本理论的学习;其次,要认真学习、理解各项护理伦理规范,这是护理伦理最重要的内容;最后,自觉坚持用理论指导实践,用实践来检验理论,不断提升护理道德认识,增进护理道德情感,坚定护理道德信念,提升护理道德境界,做一名新型合格的护理专业人才。

☞考点:护理伦理规范的提出和不断完善标志着现代护理伦理的确立;新型合格的护理人才应具备的素质

案例1-2分析

南丁格尔意志坚定,富有强烈的社会责任感。她首创了科学的护理专业,重建了军队与民间的医院,发展了以改善环境卫生,促进舒适和健康为基础的护理理念,创办了世界上第一所护士学校,使护理由学徒式的教导成为正式的学校教育,为护理教育奠定了基础。她的代表作有《医院札记》和《护理札记》。《医院札记》为护理伦理的形成奠定了坚实的基础,《护理札记》曾作为当时护士学校的教科书广泛应用,被称为护理工作的经典著作。现代护理学的目的、服务对象、知识结构、护士的角色和作用等方面虽然发生了极大的变化。但是,南丁格尔对护理的认识和改进及颇有见地的独到见解对现在以及将来都有着深刻的影响和知道意义。

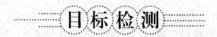

一、名词解释
护理伦理　　护理道德

二、选择题
1. 1953年,国际护士协会制定了(　　)
   A.《护士章程》
   B.《护理伦理国际法》
   C.《护理研究之—权伦理指引》
   D.《医护人员医德规范及其实施办法》
2. 我国传统医学伦理观念的代表人物是(　　)
   A. 李时珍　　　　　B. 孙思邈
   C. 张仲景　　　　　D. 华佗
3. 护理伦理核心问题和研究对象(　　)
   A. 护士与患者之间的关系
   B. 护士之间的关系
   C. 护士与其他医务人员之间的关系
   D. 护士与护理科学之间以及护士与社会之间的关系

(袁丽容)

第2章 护理伦理理论基础和道德修养

学习目标

1. 领悟生命论、人道论、美德论、义务论、功利论和公益论的基本思想
2. 运用护理伦理的基本原则、基本规范指导护理行为,理解护理道德范畴的内容和实质
3. 坚定护理道德信念,遵循护理伦理准则,不断提升道德修养

第1节 护理伦理的理论基础

案例 2-1

王先生是病症晚期患者,现在已经处于昏迷状态并住进加护病房鼻饲饮食。他的家属从医院外找来一些不知药名和成分的偏方,熬药后千方百计恳求医护人员为王先生服下。医生此时让患者的家属写同意书,写明药物服入后发生任何病情变化自行负责。

问题:

如果你是该患者的责任护士:
1. 你愿将药物从鼻饲管中灌入吗?请说明理论依据。
2. 医生让患者家属自行服药,你将如何处理?请说明理论依据。

任何一门学科的发展都是建立在一定的理论基础之上的,都有其深厚的实践基础和丰富的思想渊源。护理伦理思想来源于中西方伦理学尤其是现代伦理学多学派与多元文化的交融碰撞,而医学的进步、护士全面发展的客观要求以及现代医学模式的诞生和发展所引发的伦理道德观念转变和基本内容体系的调整是其重要的实践基础。护理伦理的理论基础主要包括生命论、人道论、美德论、义务论、功利论和公益论,它们构成了护理伦理的理论框架,反映了护理伦理思想演进的历史过程和人们对护理道德认识的深化和进步,是学习和研究护理伦理提高护士道德水平必须理解和掌握的理论基础。

一、生命论

医学的目的是维护和增进人类的健康,医疗卫生实践活动围绕着人的生、老、病、死。如何正确认识人的生与死,如何合理处理人的生与死的矛盾,是包括护士在内的所有医务人员所要解答的伦理问题。人类对自身生命的认识,经历了漫长的历史过程,随着社会的进步和医学科学的发展,人们对生命有着不同的认识和看法,先后产生了生命神圣论、生命质量论和生命价值论的伦理观点。

(一)生命神圣论

生命神圣论是一种古老的伦理观念,强调人的生命是神圣的、有着至高无上和不可侵犯的道德价值的一种伦理观念和医德观念。其基本内容是无条件的保存生命,不惜任何代价地维护和延长生命,一切人为终止生命的行为都是不道德的。

两千多年前,我国的第一部医书《黄帝内经》提出了"天覆地载,万物悉备,莫贵于人"的主张,唐代名医孙思邈在《千金要方》中也指出"人命至重,贵于千金"等。在西方,西医鼻祖希波克拉底的《希波克拉底誓言》承诺"不为妇人施堕胎术",《日内瓦宣言》的誓约"即使受到威胁,我也将以最大的努力尊重从胎儿开始的人的生命,绝不利用我的医学知识违背人道法规"等都从不同的角度反映了生命神圣论的观点,告诫世人要特别重视人的生命。

生命神圣论在人类思想发展史上具有重要价值,它推动了医学和医德的发展。的确,人是世间万物最可宝贵的,是人类社会存在和发展的前提,是物质财富和精神财富创造的源泉。因此,人的生命不容践踏,当人的生命遭受疾病侵袭或面临死亡威胁时,医务人员应该义不容辞尽全力地去维护生命的存在,不遗余力地去恢复健康、挽救生命。生命神圣论包含的合理内核,即尊重和保护神圣的人类生命的人道主义思想和情怀,具有永恒的魅力。它唤醒人们关心和审视生命的良知,从道德的角度强化了救死扶伤的医学宗旨,激励着古往今来的医务人员不断探索生命奥秘,它是推动医学科学进步的动力,也是广大医务工作者受人尊敬的基础。

生命神圣论在护理伦理的发展史上起到过积极作用,而且在以后仍然将会发挥重要作用。然而,这种生命观往往抽象地、绝对地强调生命的神圣性,片面强调生命至上,为了人的生命应不惜一切代价进行抢救,甚至不惜耗费大量的人力、物力去保护丧失社

会意义和生命质量极低的生命,延长人的死亡过程,具有较大的局限性和缺陷。随着世界人口数量膨胀、人口质量下降与经济文化发展,资源利用和生态保护之间冲突的日益显现,如果不处理好这些关系,将会给人类自身带来灾难,甚至是毁灭性危险。在现代医学技术保护下的"无效生命"(如植物人)的存在与社会资源合理分配之间矛盾的激化,以及人类为了提高自身的生存质量,利用现代医学新技术控制生命、优化生命,实行优生优育等问题的存在,使得生命神圣论受到了严重的挑战。

(二)生命质量论

生命质量论是于20世纪50年代提出来的,是指以人的自然素质的高低、优劣为依据,来衡量其生命存在对自身、他人及社会的价值的一种理论观点。其基本内容是强调人的生命价值不在于生命存在本身,而在于生命存在的质量;人们不应单纯追求生命的数量,而应着重关注生命的质量,增强和发挥人的潜能。这种理论认为,不同的生命质量对社会的影响和意义不同,因此应当有区别地对待生命,对于生命质量低下的人,没有必要不惜一切代价加以维持和保存。

生命质量主要从三个层次去衡量生命存在的意义:一是主要质量,是指个体的身体或智力的状态,是判别生理、心理健康与否的重要标准,是一种低级的生命状态;二是根本质量,是指生命的意义和目的,是在与他人和社会的相互作用关系中体现出来的生命活动的质量;三是操作质量,是指运用智力测定方法和诊断学标准来测定智能、生理方面的人的质量。如按照国际标准,通过智力测试智商在140分以上者称为天才;70~80分为临界正常;60~70分为轻度智力落后;25分以下为白痴。生命质量也可用患者痛苦和意识丧失的程度来衡量,如认为晚期癌症患者、不可逆性的昏迷患者、植物人等,其生命质量是非常低下的。

生命质量论是在生命神圣论的基础上对生命伦理问题的进一步认识,弥补了生命神圣论的部分缺陷,为护理伦理提供了新的研究方法和丰富理论基础。生命神圣论是以医务人员的善良动机为基点,并作为道德的主要评价标准,而很少考虑行为的后果。生命质量论把动机与效果统一起来作为道德的主要判定标准。这也为解决医学难题提供了依据,如为临床救治中的许多问题(是否延长、维持、结束挽救治疗,先天性残疾儿如何处理,计划生育中有关绝育、遗传咨询等)的处理和有关卫生政策、新技术利用提供了理论支撑。

生命质量论也存在局限性,它就人的自然素质谈生命存在的价值,在大多数情况下,两者是一致的,但并不是绝对的,也有两者不统一的情况。比如有的人生命质量很高,而其存在价值很小,甚至是负价值;也有的人生命质量很低,但却有他的存在价值,其价值甚至超过常人。

(三)生命价值论

生命价值论形成于20世纪70年代,是以人所具有的内在价值和外在价值来衡量其生命意义的一种伦理观点,是对生命质量论的进一步发展。它认为判断人的生命价值的高低和大小主要取决于生命本身的质量和生命对他人、对社会和人类的意义两个方面的因素。前者决定生命的内在价值,后者是判断生命外在价值,判定人的生命价值应当把内在价值和外在价值相结合,不仅重视生命的内在质量,更应重视生命的社会价值。个人的生命质量越好,对社会的贡献越大,创造的物质和精神财富越多,其生命的价值就越高;相反,生命质量低劣、维持其存在所花费的代价过大,或给他人、社会带来沉重负担,其生命的价值就越低。

一个人的生命质量会影响他的生命价值,但主要还是看他对社会的贡献。生命价值论把两者统一起来衡量生命的价值,比生命质量论更加全面,该理论为全面认识人的生命存在的意义提供了科学论证,为医务人员追求高质量的生命提供了伦理依据。生命质量论和生命价值论要求医务人员在治疗疾病时,力求患者的生命达到一定的质量及其对社会具有意义,只注重维护患者的生命而不顾及生命质量和价值的方案是不可取的。

生命价值论是在生命神圣论、生命质量论的基础上对生命伦理意义的进一步探索。生命至高无上,重视生命质量,研究人的生命存在的价值意义,这为全面研究、认识人的生命存在提供了科学依据。这些理论为规范医学活动道德标准,为医务人员的健康成长和医疗卫生事业的发展指明了正确的方向。要正确认识生命神圣论、生命质量论和生命价值论之间的关系,了解生命伦理问题发生的历史背景及发展过程,必须把三者辩证统一起来认识,才能对生命有比较准确和全面的看法。生命之所以神圣,是因为它有质量、有价值,离开了生命质量和生命价值的生命并不是神圣的生命。

二、道义论

道义论即人道主义理论,作为一种思潮,是文艺复兴时期出现的一种资产阶级世界观和伦理观,最早发端于意大利,十五、十六世纪在整个欧洲迅速传播。早期的人道主义冲破了中世纪教会统治下以神学为中心的禁欲主义的束缚,极力倡导以人为中心的思想,注重人的尊严和价值,强调个人自由和幸福。体现在医学领域的人道主义即医学人道主义是一种发扬同情心、救死扶伤、爱护和尊重伤病员、维护患者利益和幸福的伦理思想。它是强调人的地位,肯定人的价值,维护人的尊严和幸福,满足人的健康需要和利益的一种道德理论。医学就其目的和社会意义上说是一种人道主义事业,中外各历史时期医学领域所倡导的医学道德,无不渗透着人道主义精神,医学人道主义是传统医德的精华。

医学人道主义的内容非常广泛,其核心内容是尊重患者,主要体现以下方面。

（一）尊重患者的生命

尊重患者的生命是医学人道主义最根本的思想。人同其他事物相比表现出决定性价值,正如《内经》中所强调的"天覆地载、万物备悉,莫贵于人"（图2-1）。历代医学家都强调尊重患者的生命,形成了医德史上独特的生命神圣观。尊重患者生命要求医务人员拥有高度的责任感,积极救治患者的生命。

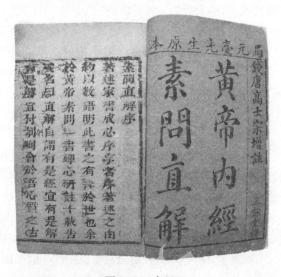

图2-1 《内经》

（二）尊重患者的生命价值

尊重患者的生命价值,要求不仅尊重患者的个体生命,而且要从生命的自身价值和社会价值统一来衡量生命的意义。对那些已丧失生命存在意义且不可逆转的患者,医务人员取消达不到医疗目的的治疗或在患者、家属的要求下终止或撤销治疗是符合人道主义的。相反,采取不惜代价而又达不到医学目的的治疗和抢救,是不符合当代医学人道主义要求的。

（三）尊重患者的人格

患者作为人都应有人的尊严,理得到医务人员的尊重与维护。当代医学人道主义特别强调对精神患者、残疾患者等人格的尊重,绝不能歧视和不尊重他们。对一般患者要表现出同情、关心、爱护和体贴。

（四）尊重患者的权利

患者不仅有正常人的权利,而且还有一些特殊权利,如平等医疗权、获得医疗信息权、知情同意权、保守秘密权、监督权、因病获得休息和免除社会义务的权利等,医务人员应尊重和维护患者的权利。对战俘、囚犯等特殊患者也应给予必要的医疗措施,体现医学人道主义精神。

三、美 德 论

美德论,也叫德性论,主要研究的是做人应该具备的品格、品德,告诉人们什么是道德上的完人和如何成为道德上的完人。古希腊的伦理学和我国儒家思想都强调人应具备的美德和如何修养能得到这些美德。不同时代的不同国家和民族都有许多传统美德。医务人员追求崇高的医德品质,需要不断完善医德行为,加强对医德原则和规范的认识,并逐渐形成具有稳定性的行为习惯,使主观医德认识与客观医德行为达到有机统一。

在护理道德中美德的内容十分丰富,了解美德的内容,是护士培养优秀职业道德品质的前提。长期的护理实践使护士继承和培养了许多高尚的护理品德,主要有以下内容。

1. 仁慈 即仁爱慈善,对患者要有恻隐之心,同情、尊重、关心患者,热情为患者服务。医务人员是仁慈的化身,仁慈是护士的人格特征,仁慈最能体现医学人道主义的思想和道德要求。

2. 诚实 讲真话,办实事,实事求是,有了差错事故敢于承认并吸取教训。

3. 审慎 行动之前周密思考,行动之中小心谨慎,行动之后反思提高。

4. 公正 公平合理地协调医学伦理关系,一视同仁地对待服务对象,合情合理地分配卫生资源,坚持原则,不抱成见,不徇私情。

5. 进取 刻苦钻研护理技术,不断更新知识,提高护理水平,虚心向同行学习,不断提高护理质量。

6. 廉洁 医风严谨正派,不图谋私利。

7. 协作 在工作中能与其他医务人员密切配合、相互尊重、相互支持、齐心协力,并敢于勇挑重担。

8. 奉献 不怕苦,不怕累,不畏困难,勇于牺牲个人利益。

护理美德论在护理伦理中占有重要地位,对护士塑造完美人格具有重要的理论指导意义。护理道德品质的培养和形成是一个长期的循序渐进的过程,需要个人自觉锻炼和改造。护士的完美人格,无疑是德才兼备,一方面要具有过硬的护理技术,另一方面需要具有高尚的医德。"大医精诚"、"医乃仁术",古人早已认识到这一点。护理美德论为护士提出的优良美德的内容,成为护士医德修养的目标和方向,有利于护士塑造自己的完美人格,实现有价值的人生。

四、义 务 论

义务论,也称道义论,来自于人的内在理性,强调动机的纯洁性和至善性的伦理学。道德义务是指人们在道义上应负的责任和承担的使命。护理伦理义务论告诉护士应该做什么,可以做什么,不应该做什么,责任是什么,并结合护士的意向与后果、动机与条件的关系进行分析,以保证护士的行为的道德性,它是用来判断护士行为正当与否的标准。

在过去相当长的历史时期内,义务论强调的是医护人员对患者个体的医德责任心,医德目标主要集中在善良动机和个人的行为谨慎方面,这种医德要求与当时的医德思想相适应,在医德建设上产生了积极影响。在今天,义务论仍然是指导护理实践的主要理论,它指导护士在护理过程中具有或应当遵循何种责任、应该做什么、怎样做才是道义的。

义务论具有明显的积极意义,是近、现代护理伦理内容的重要组成部分,但在护理理论与实践迅速发展的今天,也暴露出一定的局限性。首先,义务论忽视了动机与效果的统一。护理伦理义务论注重护士对患者的医德情感、尽职尽责等动机的一方面,却忽视了动机与效果的一致性。医护人员在使用现代高新技术一味追求维持患者的生命时,若不顾及生命质量的高低和后果,不仅不会给患者带来幸福,而且也会给家庭和社会增加沉重负担。显然,医护人员只有良好的愿望,并不一定能给患者带来真正的利益。其次,义务论忽视了对患者应尽义务与对他人、社会应尽义务的统一,很难解决满足患者个人利益与卫生资源合理公平分配和维护社会整体利益的矛盾。最后,义务论忽视了护患义务的双向性,强调护士对患者医德义务的绝对性,没有明确患者的义务,这影响了治疗效果,带来了在市场经济时代医院面临的生存挑战。

五、功 利 论

功利论(或称为功利主义)是一种以人们行为的功利效果作为道德价值之基础或基本评价标准,同时强调行为实际效果的价值普遍性和最大现实的伦理学说,它属于道德目的论范畴,与道德义务论或道义论相对立。该理论是由有英国传统的经验主义哲学背景的边沁和穆勒创立,从人的趋乐避苦的生理性特点出发,发展到追求精神的快乐优于感官的快乐,强调行为给最大多数人带来最大幸福为道德评价依据。

功利主义的诞生和发展,对整个世界的经济、政治和文化都有着重要的影响和作用。功利主义不仅是一种重要的道德理论,也是一种社会抉择理论。中国特色社会主义市场经济和经济全球化,为功利主义的发展提供了天然的土壤。在护理伦理方面,功利主义为其发展提供了新的动力和积极的影响。功利主义在以往义与利争论的基础上,强调了行动的功利效益,要求护士在行动之前要考虑行为的效益。传统护理道德是以人道主义为基础的义务论,片面强调护士的"应该"和对患者的绝对责任,不需要考虑护理行为的后果,也不需要考虑个人利益。功利主义的产生促使护士在护理活动中更加关注行为的后果,关注护士自身的合法利益,把护士个人利益与医院、社会的整体利益结合起来,把眼前利益与长远利益结合起来,有利于培养医院和护士的竞争观念、效率观念和开放观念,更有利于护士树立正确的人生观、价值观、职业观,促进护士的更快成长成才,这无疑是一种积极的进步。

如果没有深刻正确地理解功利主义,也容易诱发一些负面影响,如在一些医院里发生的护士不能公平公正地对待患者、利用职务获取不正当利益等现象,功利主义就容易滋生演变为极端利己主义。

六、公 益 论

在医学领域,公益论是指从社会和人类的利益出发,主张公正合理地解决医疗卫生活动中的各种利益矛盾,要求医疗卫生资源公平合理分配的道德理论。它强调人类健康利益原则,行为的目的是为了社会利益,是为了人类及子孙后代的利益,而不是为了个人或少数人的利益,体现了义务、价值与公益相统一的原则,是协调当代医疗、护理实践难题的支撑点,也是护理伦理的理论核心,对医疗卫生政策的制定和决策有十分重要的意义。公益论的主要内容包括以下几个方面。

1. **兼容观** 医疗卫生事业的发展目标是不断满足人类日益增长的卫生保健需要。医学在不断发展自身社会保健能力的基础上,保障和促进社会人群的健康素质,提高全社会的保健水平。这种目的上的一致性,促进人们在健康利益上的一致性和合理性,使有限的卫生资源在分配上做到合理、公益与公正。

2. **兼顾观** 在社会利益、集体利益与个人利益关系上,除有一致性外,还存在着许多矛盾和冲突。如患者需要与有限医疗资源的矛盾、满足患者要求与社会不良后果的矛盾、医学科研中维护患者利益与发展医学科学的矛盾等。解决处理各类矛盾,必须体现利益兼顾原则,并以社会利益为主,不能因个人利益而牺牲社会利益和集体利益,不能因眼前利益牺牲长远利益。

3. 社会效益观　医学的公益性是通过卫生服务实现的,卫生服务效益表现在个人服务效益与集体服务效益,并表现在经济利益、技术利益和社会利益等方面。其中,必须以增强社会利益为准则,它是公益论的主要体现。医疗护理工作要不断提高社会服务能力,提高社会人群的健康水平,促进生产力的发展,这是发展社会效益的关键。经济效益应统一于社会效益之中。

4. 全局观　以公益论为基础的护理伦理,把护理伦理关系扩展到整个人类社会,并提示人们不仅关注人类的现在,更应关注人类的未来。既注重卫生资源的合理分配与有效利用,又注重保护和优化人类赖以生存的自然环境,为人类的可持续发展创造条件。

公益论克服了义务论的某些不足和局限,加强了护士的社会责任感,同时有利于解决现代医学发展中的伦理难题,从而推动医护科学的发展。但是,公益论在阶级社会和贫富差距较大社会生产力不够发达的情况下要彻底实现还面临很多困难。

☞考点:护理伦理基本理论内容

案例2-1分析

1. 从义务论角度看,护士有积极主动而负责地执行医嘱的义务,有维护患者健康的义务。如果医生同意患者服药,而对患者健康又是有益的,护士应该将药物灌入。但是,如果医生的医嘱明显有误而医生又没有在现场或者没有医嘱的紧急情况下,从生命论角度,护士应该尊重患者的生命,根据医学知识,独立判断,采取符合患者最大利益的措施。

2. 本例中,患者的家属从医院外找来的不知成分和药名的偏方,对患者的生命健康具有不可预料的危险性,从维护病人生命健康(不管是否病症晚期)、履行护士神圣义务角度出发,作为护士,不管医生同意与否,都不应将药物灌入,也不应该让患者家属自行服药。

第2节　护理伦理原则、规范和范畴

案例2-2

患者,女,29岁。曾因幻想型精神分裂症入院治疗,一年前出院回家。患者已怀孕7周,其丈夫和母亲都担心怀孕和分娩的痛苦会给她的精神状态带来不良影响,都劝她到医院流产,但她坚决要求继续妊娠。

问题:

作为护士,你会给她提供什么样的咨询?

护理伦理原则、规范和范畴是护理伦理的核心内容,在护理伦理中居于非常重要的地位。护理伦理原则是护理伦理规范和范畴的总纲和精髓,是指导护理工作者的最高道德标准。护理伦理规范是在护理伦理原则的指导下,规范护士言行的具体道德标准和要求,是护理伦理原则的进一步展开。护理伦理范畴是原则和规范的必要补充。因此,作为护理工作者应该要了解和掌握护理伦理的基本原则、具体原则、规范和范畴,这对于树立正确的护理理念,指导护士的护理道德实践和修养,形成高尚的护理道德品质和达到良好的道德境界,提高护理质量等都具有十分重要的意义。

一、护理伦理基本原则

护理伦理基本原则在护理伦理中居重要地位,它是护士在护理工作中处理人与人之间、个人和社会之间关系所应遵循的根本指导原则。护理伦理基本原则引领着护理伦理具体原则、规范和范畴,贯穿于护理伦理发展的全过程,是衡量护士护理道德水平的最高道德标准。基本原则的内容是:"救死扶伤、防病治病,实行社会主义的医学人道主义,全心全意为人民的身心健康服务。"

(一)救死扶伤,防病治病

"救死扶伤,防病治病"是社会主义医疗卫生事业的根本任务,也是实现医德目标的途径和手段。全心全意为人民健康服务的医德目标不是空洞的口号,医护人员必须通过"救死扶伤、防病治病"的任务、手段和途径来实现,从而体现科学与道德的统一。为此,要求医务人员把"救死扶伤、防病治病"作为自己的神圣职责和基本的道德标准,运用自己的专业知识和技能,竭尽全力地减轻和消除患者的病痛,做好疾病的预防工作,维护和保障人类的健康。

(二)实行社会主义的医学人道主义

"实行社会主义的医学人道主义"是护理道德继承性和时代性的统一。医学人道主义是贯穿医德发展史中的一种先进思想,但是在古代,甚至近、现代受政治、经济、文化、医学发展水平等的限制,既不完善又不能彻底得以实现。社会主义社会消灭了阶级剥削和压迫,为医学人道主义的彻底实现创造了条件,并在批判地继承、改造既往人道主义和创新的情况下使医学人道主义更加完善。社会主义的医学人道主义要求医护人员关心、爱护和尊重患者,维护、保障广大人民群众的健康,同时还要求遵守国际上有关医学人道主义的规定,发扬"红十字"精神等,充分体现社会主义医学人道主义的先进性。

链接

在玉兰花开的时节，广东省中医院护士长叶欣永远离开了人世，她牺牲在抗击非典的战场上。生前，她留下了一句令人刻骨铭心的话："这里危险，让我来"。朴实无华的语言深刻地体现了全心全意为人民的身心健康服务崇高理念（图2-2）。

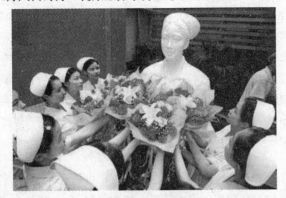

图2-2 叶欣雕塑

（三）全心全意为人民的身心健康服务

"全心全意为人民的身心健康服务"是社会主义道德原则，也是护理伦理的基本原则，是医护人员"为人民服务"在职业生活中的具体化，也是护理道德的根本宗旨。人民群众是社会物质财富和精神财富的创造者，是推动历史前进的根本力量，医务人员应当在职业生活中全心全意地为他们服务，不但要为人民群众的身体健康服务，而且还要为他们的心理健康服务，以达到身心的统一。

"救死扶伤、防病治病"是医疗卫生和护理事业的根本任务，也是实行医学人道主义和全心全意为人民健康服务的途径和手段，它是衡量医务人员职业道德的基本尺度；"实行社会主义的医学人道主义"是社会公德在医疗卫生和护理职业中的具体体现，也是医护人员对待患者的一种内在精神，体现了继承性和时代性的统一，它是贯穿医学领域始终的一种医护道德思想；"全心全意为人民的健康服务"是共产主义道德在医疗卫生和护理职业中的具体体现，是医护道德的根本宗旨和目标，体现了医护人员的无私奉献精神和职业道德的最高层次。

二、护理伦理具体原则

护理伦理的基本原则是概括而具有指导性的根本原则，在具体运用时需要操作性强的具体原则，以实现它的要求。具体原则主要包括自主原则、不伤害原则、公正原则和行善原则。

（一）自主原则

自主原则是指尊重患者自己做决定的原则，尊重其自主选择医疗方案、选择医疗单位和医务人员以及同意或拒绝医生建议的权利，从根本上体现的是患者选择的权利。自主原则在现代医患关系中，主要表现为尊重患者的自主权和知情同意权。患者的自主权是患者权利中最为基本的权利和价值，患者的自主权在国际上已经成为医学伦理学、护理伦理的重要原则。在我国，尊重患者的自主权，一切以患者为中心，已经成为医护人员的共识。

1. 患者的自主权　主要包括以下内容。

（1）有权选择医疗单位、医疗服务方式和医务人员。

（2）有权自主决定接受或不接受任何一项医疗服务，若患者无能力自主表达意见，可由患者家属决定。

（3）有权拒绝非医疗性活动。

（4）有权决定出院时间，但患者只能在医疗终结前行使此权利，且必须签署一项声明或说明，说明患者的出院与医疗单位判断不一致。

（5）有权决定转院治疗，但在病情极不稳定或随时有危及生命可能的情况下，应签署书面文件，表明在临床医师的充分说明和理解基础上做出的决定。

（6）有权根据自主原则自付费用与其指定的专家讨论病情。

（7）有权拒绝或接受任何指定的药物、检查、处理或治疗，并有权知道相应的后果。

（8）有权自主决定其遗体或器官如何使用。

（9）有权享受来访及与外界联系，但应在遵守医院规章制度的基础之上等。

但是，患者的自主权并不是绝对的。有些患者会因身体及心理的情况而降低其自主性，自主原则并不适合于所有患者。对于自主能力较弱甚至是没有自主能力的患者，如婴幼儿、严重智障者、昏迷者、丧失理性的精神病患者等，由于其本身不具备理性的思考和判断能力，因此不具有自主决定的能力。

2. 知情同意权　主要包括以下内容。

（1）医疗机构必须将医疗机构执业许可证、治疗科目、诊疗时间和收费标准悬挂在医院的明显之处。

（2）医疗机构工作人员上岗工作必须佩戴本人姓名、职务或者职称的标牌。

（3）医疗机构实施手术、特殊检查、特殊治疗时，必须征得患者同意，并应当取得其家属或者关系人同意。

（4）根据临床医学实践，下列诊疗活动应该充分告知、征得患者或患者家属的同意：①对躯体构成侵袭性伤害的治疗方法与手段；②需要患者承担痛苦的检查项目；③要患者暴露隐私部位；④需从事医学科研和教学活动的；⑤需对患者实施行为限制的等。

护士在患者知情同意权的行使过程中主要起到监督、代言和协调促进作用。监督作用是指监督知情同意的过程，确保患者是在完全知情的情况下行使了自主权；代言作用是指将患者的问题、担忧、意愿等转告医生，由医生再做详细说明和解释，以确保知情同意的真实性；协调和促进作用是指在知情同意的过程中，护士应协调和维持医患之间开放性的沟通和讨论，当患者出现误解情况时，护士可协助医生向患者解释说明。

（二）不伤害原则

不伤害原则也可称有利无害原则，是指医护人员的医疗行为动机与效果都不应使患者的身体、心灵或精神受到伤害，即不做伤害患者的事情。不伤害原则还应包括不将患者置于会受伤害的危险情况中。但任何一项医疗服务都具有双重性，既具有对患者康复的巨大健康利益，又具有可能的医疗伤害。因此，护士在医疗实践中应树立不伤害的医疗理念，遵守不伤害的道德原则，一切以患者为中心，考虑是否对患者有利为标准，将医疗的伤害降低到最小限度，以最小的损伤获得患者最大的利益。

不伤害原则并非是一个绝对的伦理原则，这是因为临床上有时无法避免地会给患者带来身体或心理的伤害，如因治疗需要实施截肢手术而造成身体和心理的伤害等。因此，医护人员在治疗护理的过程中一定权衡利害，诊疗方案的选择和实施追求以最小的代价获得最大的效果，这在护理伦理理论中称为最优化原则。最优化原则的主要内容包括四个方面，同时也是对护士在护理过程中提出的要求。

1. **疗效最佳** 疗效最佳指的是诊疗效果在当时的医学发展水平上或在当地医院的技术条件下是最佳的。疗效最佳的判断既要考虑医护人员选用的诊疗护理措施所产生的效果应该是目前医学界普遍认可的，同时又是适应具体患者的最有效的诊治护理措施，所采用的治疗护理措施符合和反映该医院的现有技术水准，同时被患者所接受。

2. **损害最小** 任何医疗技术都具有损、益的双重性，给患者造成伤害有时是难以避免的。为了减少对患者的伤害，最优化原则要求应审慎对待易造成患者伤害的医护技术，医护人员应当以安全最高、副作用最小、风险最低、伤害最少作为选择的诊疗护理标准。

3. **痛苦最轻** 对患者而言，痛苦是客观存在的。既包括疾病本身的痛苦，又包括患者因医疗过程中所带来的负担而影响；既有肉体上的痛苦，又有精神上的痛苦。因此，最优化原则要求医务人员应当在确保治疗效果的前提下选择给患者带来痛苦最轻的治疗护理手段，减轻患者疾病的痛苦是医护人员应尽的责任。

4. **耗费最少** 对于患者来讲，医疗费用的问题成为影响患者接受治疗护理的重要因素之一。医护人员一定要坚守医护道德，在确保治疗效果的前提下，选择对患者耗费最小的治疗措施，尤其要反对医院"过度医疗消费"来损害患者的正当经济利益。

（三）公正原则

公正即公平正义，是个古老而又常新的伦理学范畴，也是伦理学最基本的道德原则之一。公正通常是指给予他人应得的部分。著名的伦理学家罗尔斯认为，公正是给予某人应得之报偿或合法之要求，如果一个人未具应得报偿之条件而给予奖赏即为不公正。

公正原则在医疗护理实践中的应用就是医疗护理公正。所谓医疗护理公正，就是根据生命权的要求，按照合理的或大家都能认可的道德原则，给予每个人所应得到的医疗护理服务。公正原则包括公正的形式原则和公正的内容原则。公正的形式原则是指分配负担和收益时，相同的人同样对待，不同的人不同对待。在医护实践中，这种原则是指相同的个案以相同的准则处理，不同的个案以不同的准则处理。公正的内容原则是指根据哪些方面来分配负担和收益，通常包括依照个人的努力或功绩分配，依照个人对社会的贡献分配等多项内容。

公正原则也是卫生资源分配中调节各种利益关系的准则。卫生资源分配包括宏观分配和微观分配。前者是指国家在全部资金或资源中按比较合理的比例分配给医疗卫生保健事业部门，以及在医疗卫生保健事业部门内部合理地分配到各个地区和各个部门。后者是指医务人员、医院及其分支机构决定哪些人可以获得及获得多少卫生资源，尤其涉及稀有资源。

目前，我国卫生保健费用投资在逐年增加，要达到卫生资源宏观分配的公正，必须随着经济社会的发展不断增加卫生保健费用的投入。对现有的、有限的卫生保健费用，必须做到公正分配，如城乡之间、预防与治疗之间、基础医学与临床医学之间、高精尖技术与普及性技术之间等，都应尽力做到合理分配，既要兼顾各方面的发展，又要考虑社会大众的急需。卫生资源微观分配的公正，首先要根据医学标准，如患者的年龄、成功的可能性及预期的寿命等；其次要参照社会价值标准，如患者过去对社会的贡献，将来可能对社会的贡献以及科研价值等。

护士既有宏观分配卫生资源的建议权,又有参与微观分配卫生资源的权利,应根据公正的原则行使自己的权利。公正原则不但要求护士公正地分配卫生资源,而且在态度上也能够公正地对待患者,特别是老年患者、精神患者、残疾患者和年幼患者等,在护理纠纷、护理差错事故的处理中,要实事求是,站在公正的立场上。

(四)行善原则

行善是做善事,即直接或间接地履行仁慈的、善良的或对患者有利的德行。在护理伦理中行善原则是指护士为患者的利益应施加好处,履行善良或有利的德行。它包括积极和消极两方面的内容:积极的方面是促进患者的健康、增进患者的幸福;消极的方面是减少或预防对患者的伤害。行善原则比不伤害原则内容更广泛。

对护士来说,行善是一种义务。医学之父希波克拉底在他的早期著作中提出:"应做对患者有益之事,至少勿伤害患者",对医护人员进行告诫。护理鼻祖南丁格尔也强调行善的重要性,"护理患者时,应关心患者的福祉,一方面为患者做善事,另一方面则应预防伤害患者"。国际护理学会在1973年修订的《国际护士伦理守则》中,将原来规定的护士职责"保存生命、减轻痛苦、促进康复"修改为"增进健康、预防疾病、恢复健康和减轻痛苦",强调护士除了帮助患者恢复和维持健康的基本职责外,也应该善待患者,具有行善的责任。

行善原则之所以成为护理伦理关注的最重要的问题之一,在于它涉及救死扶伤、照护与关爱人的生命、提高生命质量与价值等终极问题。善是道德行为的重要特征,白衣天使是对护士善行的道德评价。因此,行善在长期的医疗护理实践中,逐步成为评价护士的重要依据,并成为护理伦理的基本原则之一。

行善原则要求护士的行为对患者确有助益,而且在利害共存的情况下要进行权衡。为使护士的行为对患者确有助益,要求护士:①行为要与解除患者的痛苦有关;②行为可能解除患者的痛苦;③行为对患者利害共存时,要使行为给患者带来最大的益处和最小的危害;④行为使患者受益而不会给他人带来太大的损害等。

三、护理伦理基本规范

规范,就是规则或标准。护理伦理规范是社会对护士的基本要求,是护士在护理实践活动中所形成的道德关系的普遍规律的概括和反映,是一种特殊的职业道德规范。护理伦理规范是护理伦理原则的具体体现和进一步发展,是护士的护理道德行为和护理道德品质的具体准则和基本要求。护理伦理规范主要靠护士的内心信念发挥作用,是以人民群众的身心健康利益和促进社会主义医疗卫生事业与医学科学事业的发展为前提。

根据卫生部1988年制定的《医务人员医德规范及实施办法》中的医德规范,结合护理实践,护理伦理的基本规范包括以下基本内容。

(一)爱岗敬业,忠于职守

爱因斯坦曾说过"热爱是最好的老师"。作为一名护士,只有对其所从事的工作的热爱,才能使其不断进取、不断努力、不断拼搏。热爱本职是护士应有的首要的道德品质。南丁格尔之所以成为世界妇女和护理界最光辉的形象代表,成为全球护士的楷模,与她热爱护理工作和对护理事业的执著追求是分不开的。因此,作为一名护士一定要做到热爱本职,充分认识护理专业所具有的科学性、技术性、服务性、艺术性的特点,树立职业自豪感和荣誉感,具备自尊、自重、自强、自爱的优良品质,充分认识护理工作的重大意义,把维护患者的生命、增进人类健康,看作是自己的最崇高的职责。要具有对患者身心健康高度负责的精神,无论何时何地,对处在痛苦危难中的患者,都应竭诚以待,尽力施救,无愧于"白衣天使"的称号。

(二)刻苦钻研,精益求精

医学科学是关于生命的科学,医疗效果的好坏,既与护士的道德品质有关,又与护士的护理技术水平密切相关。所以,精湛、娴熟的专业技能是每一位护士必备的基本素质。另外,随着医学事业的不断发展,对护理工作也提出了更高的要求,这就需要护士要有强烈的求知欲望,奋发进取,刻苦钻研,治学严谨,精益求精,不断学习护理专业基本理论、现代护理科学知识以及相关的医学心理学、医学伦理学、医学美学和医学社会学等人文社会科学知识,从而完善自身的知识结构,同时熟练掌握各项正规的护理操作新技能,提高护理的技术水平,不但能适应护理科学的快速发展与进步,而且能满足人民对身心健康更多更高的需要。

(三)尊重患者,平等待患

尊重是人的一种基本精神需要,尊重患者就是要尊重患者的人格和尊严。它是建立良好护患关系的前提和基础,也是护士最基本的道德品质。其实质是指护士把患者当"人"看待,对待患者不分民族、性别、职业、信仰、党派、国籍及其他社会属性和自然属性的干扰,一视同仁地尊重患者的人格、权利和生命价值,满足患者的正当愿望和合理要求。决不可厚此薄彼、亲疏不一、媚权重利、轻民薄义。必须把患者摆在平等的地位上,设身处地地体谅患者因患病的痛苦、看病的艰难和治疗的麻烦而产生的焦虑和烦躁,坚决杜绝"脸难看、话难听"的不尊重患者的现象。中国的医学家认为"若有疾厄来求者,不得问其贵贱贫富,长幼妍蚩,怨亲善友,华夷愚智,普同一等,皆如至亲之想"。

（四）. 态度和蔼,举止端庄

对患者态度和蔼是一个重要的护理伦理规范,因为护士在与患者的交往过程中,其一言一行对患者都会产生影响,而仪表举止作为一种无声的语言,会在精神上给患者一定的影响。所以,护士在护理工作中要始终做到和气、亲切、文雅、谦逊。要注意自己的仪表和举止,要衣着整洁、姿态稳重、精神饱满、举止大方、性格开朗、观察敏捷、反应迅速。这样才能接近患者,及时掌握患者的病情发展情况,同时温文尔雅的气度、和蔼可亲的态度、端庄大方的举止对患者来说,犹如一缕春风、一剂良药让其感受到尊重、信任和安全。

（五）团结互助,协同共进

随着医学科学的发展,护理工作的分工越来越细,护理工作只凭一个护士是难以全面、准确、合理有效地进行护理治疗的,现代医学科学技术的运用需要医护人员的共同努力和密切协作去完成,而且护理工作的广泛性特点决定了护士与医院各类人员、各个部门有着千丝万缕的联系。因此,护士相互之间应当互相尊重,互相爱护,维护同行的威信。在此基础上,积极支持,密切配合,协调一致,共同提高。

（六）语言文明,关心体贴

语言是人们交流思想、情感的重要手段,护士对患者的同情、关心、体贴,在很大程度上要通过语言来传达。语言不仅是自身良好素质和修养、境界的体现,也是赢得患者信任与合作、帮助患者康复的需要。希波克拉底说过:"医生有两种东西能治病,一是对症的药物,二是良好的语言。"护士也同样如此。俗话说:"良言一句三冬暖,恶语伤人六月寒。"患者往往根据护士的言语来体验和判断医护人员对他们的态度和情感,所以护士在接诊和护理的过程中,应努力做到语言亲切,文明礼貌,关心体贴,避免简单、生硬、刺激性的言语和消极暗示性的言语,导致对患者不必要的伤害。

（七）廉洁自律,遵纪守法

廉洁自律,遵纪守法是医护人员自律的医德要求和医德品质,它是护士全心全意为人民身心健康服务的一项重要标志。防病治病、救死扶伤是护士的天职,决不能利用自己工作之便和患者对自己的感恩心理向患者索要财物、赠品,或让患者为自己办事。护士要始终保持清醒的头脑,时刻牢记自身的责任和患者的利益,在任何时候都要正直廉洁、奉公守法、不徇私情、不图私利,以自己的廉洁行为维护白衣天使的社会信誉和形象。

四、护理伦理基本范畴

护理伦理范畴是指在医学实践中,医务人员与他人、社会之间道德关系中某些本质方面的概括和反映,即表现护理伦理关系中某些侧面的一些基本概念。护理伦理的基本范畴有权利与义务、情感与良心、审慎与保密、荣誉与幸福等。

（一）权利与义务

权利与义务这对范畴运用很广泛,它既是法律体系中的范畴,也是道德体系中的范畴。

在护理伦理的道德体系中所指的权利,主要指护士的道德权利和患者的道德权利。护士的权利是法律、道德赋予护士的权利,法律上的权利是指护士依法拥有的权力和应享受的利益,道德上的权利是指道义上允许行使的权力和应享受的利益。患者的权利,是指患者在患病期间应当享有的权利和应当得到保障的利益。

1. 护士的道德权利　护士作为劳动者,依法享有《劳动法》中的所赋予的法律权利;作为护士,享有《中华人民共和国护士管理办法》规定的权利:"护士的执业权利受法律保护。护士的劳动受全社会的尊重","护士依法履行职责的权利受法律保护,任何单位和个人不得侵犯。"

(1) 专业被尊重的权利。

(2) 人格被尊重的权利。

(3) 执业权:在注册的执业范围内,进行护理诊断、治疗、实施护理计划等,具有自主权和决定权。这是临床护士的一项基本权利。在护理诊治过程中,采用什么方法、需作什么检查等,都属于护士权利范围内的事,护士具有自主决定权,护士的这种权利不受外界干扰,是独立的、完全自主的,患者及其家属,乃至整个社会,都应尊重这种权利。

(4) 特殊干涉权:在某些特殊情况下,护士有特殊干涉权,即在特定情况下限制患者自主权以维护患者、他人或社会的根本利益。这也是护士的义务。

(5) 合理待遇的权利。

(6) 参与影响护理政策决策的权利。

(7) 参与影响工作条件决策的权利。

(8) 筹组护理专业团体、从事护理研究、进行学术交流、接受继续教育的权利。

护士正当的护理道德权利受到尊重和维护,可以提高护理职业的声誉和社会地位,也可以调动和提高广大护士履行护理道德义务的积极性和主动性,从而有利于护士在维护和促进人类健康中发挥更大的作用。

2. 患者在医学领域享有的权利

(1) 被尊重的权利。

(2) 公正平等享受医疗及护理的权利。

(3) 患者自主权:在护理领域中要求护士尊重患者的自主性,即尊重和保障患者或其家属的自主性或自主决定。在临床实践中,可能出现患者自主与医生做主发生冲突。此时,护士既应协助医生处理好患者自主与医生做主的关系。又应处理好护士独立做主与患者自主的关系。尊重患者自主权,并不意味着医护人员可以放弃或者减轻自己的道德责任,也绝不意味着听命于患者的任何意愿和要求。当患者做出不合理的决定,可能对患者自身、他人或社会造成伤害时,医护人员的特殊干涉是符合行善原则和不伤害原则的。

(4) 知情同意权:知情同意是患者权利的核心,是指患者拥有知晓自己病情和治疗护理措施,并自主选择合适的诊治护理决策的权利。

(5) 疾病信息权。

(6) 隐私保护权。

(7) 监督医疗护理权:患者有权监督自己医疗护理权利能否实现。

(8) 有在法律允许的范围内,拒绝接受治疗和被告知拒绝接受治疗的后果的权利。

(9) 患者有要求医院在其能力范围内,对其服务作合理解释的权利。

除此之外,当患者的声誉和人格受到侵犯时,应有申述和索赔权以及因病免除一定社会责任和义务的权利,这既符合道德权利也符合我国法律权利。总之,尊重患者应有的权利,这是医护人员的神圣义务,也是医学发展、人类进步和社会文明的标志。

3. 护士道德义务　义务是指作为一个社会的人,在道德上应履行的对他人、对社会所负的一种责任和使命。护士作为劳动者,需遵守《劳动法》中有关劳动者的义务;作为执业人员、护士需遵守专业性的法律义务。《中华人民共和国护士管理办法》第四章"执业"中的第二十一条至第二十五条比较详细地规定了护士的法律义务。可归纳如下。

(1) 尽职尽责地为患者提供最佳护理服务的义务。

(2) 尊重患者的人格、权利的义务。

(3) 保密的义务:应保守患者的医疗护理秘密,在公开其资料时,需审慎判断,除非患者同意或应法官要求或医疗护理所需;对患者保密,当向患者公布病情会影响患者的治疗和康复时,应善意对其保密。

(4) 积极主动而负责地执行医嘱的义务。

(5) 保证护理记录真实、完整的义务。

(6) 实事求是地对待和处理护理差错、事故的义务。

(7) 努力提高专业知识、技术水平和发展护理科学的义务。

(8) 保护社会环境和促进社会人群健康的义务。

(9) 维护集体、社会整体利益的义务。

护士的道德义务是护理伦理的核心范畴之一。无论在什么时候,医护人员都应当把患者的健康需要放在首位,维护患者的利益,对患者的健康负责。治病救人、救死扶伤,不是医护人员对患者的同情,更不是医护人员对患者的恩赐,而是不可推卸的责任。护士道德义务可以端正护士的专业思想,热爱本职工作,增强责任感,促使护士的道德境界不断升华,使护士在护理实践中不仅给患者带来幸福,而且也使自己的道德境界得到升华。

4. 患者的义务

(1) 维护健康的义务。

(2) 积极接受、配合诊治的义务。

(3) 促进医学科学、护理科学的发展的义务。

(4) 遵守医院各种规章制度的义务。

(5) 尊重医务人员及其劳动的义务。

(6) 遵守医院规章制度的义务。

(7) 自觉交纳医疗费用的义务。

(8) 正常出院的义务。

(二) 情感与良心

情感是人们内心世界的自然流露,是对客观事物和周围环境的一种感受反应和态度体验。良心是指人们对是非、善恶、荣辱、美丑的内心深刻认识和感受,是对所负道德责任的内心感知和行为的自我评价和自我意识。情感和良心都是客观心理现象或主观的道德意识,它们反映了客观的道德原则和规范与主观的道德要求和行为之间的关系。

1. 护理伦理情感　是在长期的护理实践中经过反复磨炼而逐渐形成的。它是护理伦理品质的基本要素,是护士对患者、他人、集体和社会所持态度的内心体验,建立在尊重人的生命价值、人格和权利的基础上,表现出的对生命、对患者、对护理事业的一种挚爱,是一种高尚、纯洁的职业伦理情感。

(1) 同情感:是最基本的伦理情感,是发自扶难救危的一种社会主义人道主义的同情心,是促使护士为患者服务的原始动力,是对患者的遭遇、病痛和不幸在自己的情感上发生的共鸣,这种共鸣就是我们常说的同情心。护士有了这种同情心，才会设身处地的为患者着想，做到急患者之所急，痛患者之所痛，才能对患者满腔热忱，为患者做好各种护理，尽全力解除患者的痛苦，帮助患者恢复健康。

(2) 责任感：是在护理伦理情感中起主导作用的情感，是伦理情感的关键。它是在同情感的基础上的升华，是高层次的情感。这种情感要求护士要把挽救患者的生命，促进患者的康复视为自己崇高而神圣的职责，义不容辞的责任，要把患者的健康利益看得高于一切，这样，在护理过程中就能做到为患者不辞辛劳，尽心尽责，一丝不苟，严谨细致，慎独自律。

(3) 事业感：这种情感是对自己所从事的护理事业的热爱，是对护理工作的探索精神，是对科学真理的执著追求。它是责任感的进一步升华，是更高层次的伦理情感。具有事业感的护士，除对患者高度负责之外，还要把本职工作看作是一种神圣的事业，是自己生命中最重要的部分，是自己为之奋斗一生的目标。因此，为了护理事业的发展，为了自身业务技术的提高而发愤图强、刻苦学习、勤奋工作、不断探索、不断追求。同时不计较个人得失，乐于奉献，勇挑重担，不畏风险，从而在护理工作中取得优异成绩，实现全心全意为人民服务的伦理原则和自己的人生理想和价值。

(4) 至亲感：这是一种对待患者如同亲人一般的情感，它出自集体主义和全心全意为患者服务的思想，为了患者的健康，把自己的生死安危置之度外。具有了这种情感，护士在护理实践中就能善待患者，对患者无微不至地关心、体贴和照顾，才能做到"不是亲人胜似亲人"。但它与患者家属的亲情感是不同的，它是具有理性的，是建立在护理科学基础上的，是根据护理科学允许范围来满足患者的要求的。

2. 护理伦理良心　在护理伦理上，情感与良心是密切联系的。良心是道德情感的深化，是人们道德认识、情感、意志的总和在意识中的统一，具有稳定性和深刻性。护理伦理良心是指护士在履行对患者、集体和社会的义务过程中，对自己行为应负道德责任的自觉认识和自我评价能力。

护理伦理良心是护士以护理伦理原则和规范作为自我评价的依据和出发点。评价护士的职业良心必须以护理伦理原则和规范为依据和出发点，凡是符合要求者才是护士应有的职业良心，凡是不符合要求者应感到惭愧和内疚。

护理伦理良心表现在护士为患者满腔热情和高度负责的服务。护士的职业良心是一种对所负道德责任的自觉认识。因此，无论在什么情况下，都以满腔热忱的态度和高度的负责精神工作，急患者所急，想患者所想，尽一切力量为患者服务。凭借职业良心，哪怕再苦再累，也要尽职尽责地工作，从而感受到良心上的满足与喜悦。

护理伦理良心对护士行为具有选择作用。在护理活动中，护士在做出某种行为之前，良心根据道德义务的要求，对行为动机进行自我检查，促使自己认真思考，从而作出正确的行为选择。护理伦理良心对护士行为之中具有监督作用。在护理活动中，良心对符合护理道德要求的情感、信念和行为给予支持、肯定；反之，则给予制止或否定，并及时调整行为方向，避免不良行为的发生。护理伦理良心对护士行为之后具有评价作用。在护理活动中，良心促使对护士行为对每个行为的后果作出评价，对良好的后果加以肯定，并引起精神上的喜悦与满足。相反，当行为的后果给患者带来痛苦和不幸时，良心就予以谴责，使其感到惭愧、内疚和悔恨。

(三) 审慎与保密

护理伦理审慎是指护士在行为之前的周密思考与行为中的小心谨慎。它是一种道德作风，也是良心的外在表现。保密是审慎的一种特殊要求。哲学家伊壁鸠鲁说过："最大的善乃是审慎，一切美德乃由它产生。"

1. 审慎　是护士人员对患者和对社会的义务感、责任感、同情心的外在表现。

(1) 护士在护理实践的各个环节上，自觉做到认真负责，谨慎小心，一丝不苟。如青霉素皮试，如果轻易地判断患者阳性，意味着患者将失去使用这一常用抗生素的机会；如果轻易判断患者阴性，患者就有可能发生严重的过敏反应。所以，事情虽小，但要求"审慎"对待。

(2) 护士要严格地遵守规章制度和操作规程。规章制度和操作规程是保证护理活动正确、安全、有效的措施，也是审慎的内容。如"三查七对"制度是预防差错事故发生的有效措施，消毒隔离制度是预防交叉感染的重要保障等。因此，严格地遵守规章制度和操作规程是护士审慎的重要方面。

审慎对于护士具有重要作用：有利于养成良好的护理作风，提高责任感，从而避免疏忽大意、敷衍塞责而酿成护理差错、事故，这是提高护理质量、保证患者生命安全的重要条件；有利于促使护士钻研业务知识和提高技术水平；有利于促进护士以高度负责的态度对待患者，以护理伦理的原则、规范严格要求自己和加强自身道德修养，从而不断地提高自身道德水平，逐渐达到"慎独"的境界。

2. 保密　是护士的传统道德，是对护士特殊的职业要求。自古以来，许多医学家都把保守机密作为自己应有的美德。《日内瓦宣言》中规定："我要保守一切告之我的秘密,即使患者死后也这样。作为一个医护工作者决不辜负患者对自己的信任。"护理伦理中保密是指护士要保守患者的秘密和隐私,以及对其采取的保护性措施。护理伦理中保密包括以下内容。

(1) 为患者保密:患者对医护人员寄予最大的信任。所以,为了治愈自己的疾病可以向医护人员说出自己的秘密和隐私,护士决不能将患者的疾病史、各种特殊检查和化验报告、疾病的诊断名称、治疗方法等和患者不愿向外泄露的其他问题随意泄露,任意宣扬。同时,还有责任采取有效的措施保证患者的秘密不被他人获得。如果泄露患者的秘密,损害患者声誉,造成严重后果的要负道德甚至法律责任。

(2) 对患者保密:这是一种保护性治疗措施,主要是对一些患预后不良疾病的患者采取隐瞒性的做法。护士对目前尚不能治愈的疾病,为使患者在有限的生命中愉快地度过人生,应向其保守病情的秘密。给患者生的希望,是医护工作者的神圣职责。但护士有必要把治疗的种种后果详细地向患者家属说明,不能隐瞒,避免造成不必要的医疗纠纷。

医生和护士有权利也有义务替患者保密,但如果遇到情况需要,如传染病必须根据《传染病防治法》向上级卫生防疫部门报告,进行医学、护理方面的科研,经批准可以用患者的有关资料,但不可公开患者的姓名,用头、面部照片时要经患者同意或遮盖双眼。

(四) 荣誉与幸福

1. 荣誉 指护士履行了社会义务之后,得到社会的表扬、奖励和赞许。它不但是人们或社会对护士道德行为的社会价值的客观评价,而且也包含了护士道德情感上的满足意向,它是护士心目中知耻心、自尊心和自爱心的表现。护理伦理荣誉观包括以下几个方面。

(1) 它建立在护士全心全意为人民健康服务的基础上。护士只有热爱护理事业、全心全意为人民的健康服务,并在自己的岗位上做出贡献,获得社会的褒奖,才是真正的荣誉。如果采取投机取巧,甚至不择手段地骗取暂时的荣誉,不是真正的荣誉。

(2) 它是护士的个人荣誉和集体荣誉的统一。护士个人的荣誉同集体的荣誉是分不开的。个人荣誉包含着集体的智慧和力量,是群众和集体才能的结晶。同时,集体荣誉也离不开每个护士的辛勤工作所做出的贡献。集体荣誉是个人荣誉的基础和归宿,个人荣誉是集体荣誉的体现和组成部分。因此,在荣誉面前,每个护士都要首先想到他人、集体,保持谦让的态度。同时,在集体荣誉中,要看到每个护士为集体作出的贡献,并根据贡献大小,给予个人应得的荣誉。

(3) 它仅是护士过去工作的印记,并不代表未来。护士的荣誉只是集体或社会给予她过去护理工作价值的肯定。因此,要保持谦逊谨慎的态度,戒骄戒躁,并继续努力才能保持荣誉。

护理伦理中荣誉对护士的作用主要表现在两方面。一是评价作用,荣誉通过社会舆论的力量,旗帜鲜明地表明集体、社会支持什么,反对什么。因此,它可以促使护士关心自己行为的社会后果,并严格地要求自己,以便自己的行为获得社会的肯定和赞许。二是激励作用,荣誉不但可以促使荣誉的获得者更加严格地要求自己,努力保持自己的荣誉,进行新的追求,而且它作为一种精神力量将激励广大护士关心荣誉、争取荣誉,从而形成一种积极向上的正气并推动广大护士不断进步。

2. 幸福 护士的护理伦理幸福是建立在集体主义和高需要层次基础之上的,它是指护士在物质生活和精神生活中,由于感受到或理解到职业目标和理想的实现而得到的精神上的满足。护理伦理幸福观包括以下几个方面。

(1) 物质生活和精神生活的统一。护士的护理伦理幸福既包含物质生活的改善和提高,又包含精神生活的充实,而且只有用健康、高尚的精神生活指导和支配物质生活,才能真正感到生活的意义。护士在职业服务中获得应有的物质报酬,从患者的康复中获得精神上的满足,以实现自己工作的价值,从而感受到幸福和快乐。因此,护士的幸福观是物质生活和精神生活的统一。

(2) 个人幸福和集体幸福的统一。国家富强和集体幸福是个人幸福的基础,个人幸福是集体幸福的体现。离开集体幸福,护士个人的幸福是无法实现的。在强调集体幸福高于个人幸福的前提下,积极关怀和维护护士的幸福是必要的。因此,护士要坚持个人幸福和集体幸福的统一。

(3) 创造幸福和享受幸福的统一。劳动和创造是幸福的源泉,护士只有在为患者的服务之中,通过辛勤劳动、精心医护,使患者恢复健康,得到社会上的肯定,才能获得物质上和精神上的利益和享受,而且贡献越大获得的利益与享受越多。因此,护士的幸福寓于职业劳动和创造的成果之后,也寓于职业劳动和创造的过程中,它是创造幸福与享受幸福的统一。

护理伦理幸福观对促使护士自觉地履行护理道德义务和树立正确的苦乐观具有积极意义。树立正确的职业道德幸福观,就能将个人的幸福建立在崇高的职业生活目的和职业理想的追求上,体现在救死扶伤、防治和护理疾病的平凡而伟大的职业劳动中，就会摆正个人幸福与集体幸福的关系，从而自觉地履行护理伦理义务；就会认识到没有苦就没有乐，没有辛勤的耕耘就难以体会收获的欣慰和欢乐，从而护士通过自己辛勤劳动和无私奉献使患者转危为安，而感受到自身价值的实现和工作意义，并且更加热爱专业，更加努力工作，将毕生的精力献给医学事业。只有这样，我们的事业才能发展，社会才能进步，个人才能在社会的发展与进步中实现人生价值与对理想的追求。

考点：护理伦理原则；护士的权利和义务；患者的权利：隐私权、知情权、公平权

案例2-2分析

根据自主原则，护士应尊重患者的自主权，尊重患者自己做出的决定。《夏威夷宣言》中也规定"不能对患者进行违反其本人意愿的治疗，除非本人因病重不能表达自己的意愿或对旁人构成严重威胁"。患者虽然曾患幻想型精神分裂症，但现在既然已出院回家，他人应该尊重她的意愿。

护理伦理的基本原则是"救死扶伤，防病治病，实行社会主义的医学人道主义，全心全意为人民的身心健康服务"。由于患者曾经患有精神分裂症，生育出的后代也有可能患此病，护士应建议患者认真考虑此事。如果患者同意流产，既可免除怀孕和分娩对其精神的影响，也不会生育出有精神病可能的后代。如果患者坚持一定要继续妊娠，医务人员和家属应尊重其意愿，可不流产，但需要严密观察，若有问题，及时处理，全心全意为患者的身心健康服务。

第3节 护理伦理教育和修养

案例2-3

护士潘美儿在浙江省皮肤病防治研究所麻风住院部从事麻风护理工作，2009年获得国际南丁格尔奖（图2-3）。

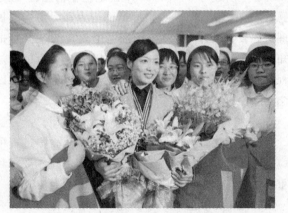

图2-3 潘美儿护士获南丁格尔奖

1996年，20岁的潘美儿从浙江省湖州卫校毕业后，被分配到浙江省皮肤病防治研究所麻风住院部，常年工作在德清县深山中。刚工作时，世俗偏见、艰苦的条件，还有那些肢体残缺、外貌变形的麻风患者，都给了潘美儿不小的压力。

是选择离开，还是留下来坚守？潘美儿很快就被护理前辈们任劳任怨的奉献精神所感染，同时也被麻风患者饱受病魔折磨的悲惨遭遇所打动。她选择了留下，并主动申请去风险最高的现症患者区承担护理工作。

为了更好地护理麻风患者，潘美儿倾注了许多心血。麻风病是一种传染病，现症患者有一定的传染性，现症病区也是最危险的地方。为现症患者发药、督促麻风患者服下抗麻风药物、清洗伤口、点眼药水是家常便饭。麻风溃疡是麻风患者最常见的并发症之一，潘美儿带领护士、护理员为麻风溃疡患者调配消毒液、溃疡换药，并结合溃疡情况指导患者一些常用预防溃疡的方法，使许多患者养成良好的生活习惯，溃疡逐渐愈合，免除了截肢的危险。

很多麻风患者受到歧视后很容易悲观绝望，甚至厌世，开展心理护理意义重大。潘美儿与护士们一起时常和他们聊天，开导心情，让他们感到被尊重、理解和关爱。他们有什么烦心事、解决不了的难题也爱向潘美儿等诉说。

问题：

根据上述案例，谈谈你对加强护理伦理修养，提高护理道德品质的认识。

护理伦理教育与修养，既是护理伦理的重要组成内容，也是护士医德实践活动的基本形式，并贯穿于护士的日常生活当中。护理伦理教育与修养有着密切的关系，彼此之间相互联系、相互影响、相互依赖和相互促进，共同培育护士的职业道德品质。通过护理教育使护士掌握护理伦理基本理论、原则和规范，提高护理道德认知、信念和情感，自觉地遵循护理伦理原则与规范，形成良好的护理伦理修养。护理伦理修养的提高又推动护理伦理的教育水平，促进护理事业的发展。护理伦理修养与护理伦理教育既有区别，又密切联系。护理伦理修养是护士个人的自我教育的道德活动，而护理伦理教育则不同，它对护士是一种社会而非自我的道德活动，在教育过程中教育者是针对自身以外的对象。护理伦理教育是护理伦理修养的必要外部条件，护士的道德境界反映了护理道德教育的水平。护理伦理修养是护理道德教育的内化，护理道德教育是护理伦理修养的外化，两者相互联系、相互依赖、相互影响，共同培养护士的道德品质和情操。

一、护理伦理教育

护理道德教育,就是为了使护士接受和遵循护理道德规范体系的要求,并按其价值标准塑造品德和处理护德关系,而有计划、有组织地对护士施加一系列道德影响的教育活动。

护理伦理教育作为一种客观的护理实践活动,是把人们在长期的护理实践活动中所总结出的护理伦理基本原则和规范,转化为护士的内心信念及行为的重要过程。它能促进形成良好的社会舆论和道德风气,调节护士的行为,培养和造就优秀护士的道德品质,从而提高护士的道德境界和履行护理道德义务的自觉性,对提高护理质量、发展护理科学和促进社会的精神文明建设具有重要意义。

(一)护理道德教育的过程

构成护士道德品质的要素是护理道德认识、护理道德情感、护理道德意志、护理道德信念以及护理道德行为和习惯。护理道德教育的过程就是上述要素的提高和发展过程,而最终使护士具有优秀的职业道德品质。

1. 提高护理道德认识 护理道德认识是护士对护理伦理理论、护理伦理关系以及调节这种关系的护理伦理原则、规范的认知、理解和接受。美德出于有知,败德出于无知。有的护士之所以存在不符合护理道德的行为甚至侵犯了患者的合法权益法,往往并不是她们有意要违反道德要求和破坏护患关系,而是由于她们对护理道德知识、原则和规范缺乏正确理解所造成的。通过护理道德教育,使护士接受和掌握护理道德知识、原则和规范等,从而提高护士的道德认识水平,即晓之以理。认识是形成护理道德行为的基础和先导,因此提高护士的道德认识是护理道德教育的首要环节。

2. 培养护理道德情感 护理道德情感是护士在护理活动中对护理伦理关系以及护理伦理行为的内心感受及态度体验,表现为对护理事业的思考所产生的热爱和憎恨、喜好或厌恶的心理反应。没有炽热的护理情感,就没有对善的热烈追求。情感比认识具有更大的保守性,改变情感比改变认识要困难。良好的护理道德情感一旦形成,护士必然会在工作中表现出高度的对患者负责的精神,甚至为了患者,不惜牺牲个人的一切。通过护理道德教育,在提高护理道德认识的基础上,对护士动之以情,这是形成良好护理道德行为的精神支柱和内在动力。陶冶护士的道德情感是护理道德教育的重要环节。

3. 锻炼护理道德意志 护理道德意志是护士选择道德行为的决断能力和履行护理道德义务中自觉克服困难、障碍的毅力,表现在自觉的有目的的行动中。有没有坚毅果敢的护理道德意志,是护士能否达到一定护理道德水平的重要条件。一个意志坚强的护士,能够经常排除各种障碍,始终不渝地去实现自己的信念和诺言。通过护理道德教育,在提高护理道德认识、陶冶护理情感的基础上,使护士炼之以志,增强其承受挫折和战胜困难的能力。意志是护理道德行为的杠杆,因此锻炼护士的道德意志是护理道德教育的关键环节。

4. 树立护理道德信念 护理道德信念是护士对护理道德目标、理想坚定不移地信仰和追求,它是深刻的道德认识、炽烈的道德情感和顽强的道德意志的有机统一,是一个人从事正义事业的精神支柱,是护理道德品质构成的核心要素。通过护理道德教育,使护士笃之一念,从而使护理道德具有坚定性和持久性。护理道德信念是推动护士行为的精神动力,也是促使护理道德认识转化为护理道德行为的重要因素,因此使护士逐渐树立起护理道德信念是护理道德教育的中心环节。

5. 养成护理道德行为和习惯 护理道德行为是护士在人际交往中,在一定的护理道德认识、情感、意志、信念的支配下所采取的有意识、经过选择、能够进行善恶评价的行为。而护理道德习惯是建立在高度自觉基础上的自然而然、经常持续的道德行为。通过护理道德教育,对护士导之以行,在反复的护理实践中形成的一种定型模式,养成护理道德习惯,这是护理道德教育的根本目的。护士具备了护理道德行为和习惯,就达到了培养优秀职业道德品质的目的,因此使护士养成良好的护理道德行为和习惯是护理道德教育的最终和根本环节。

综上所述,护理道德认识、护理道德情感、护理道德意志、护理道德信念、护理道德行为和习惯构成护理道德教育的基本要素,护理道德教育的过程是把知、情、意、行的心理发展应用于护理伦理教育的全过程,是使护士晓之以理、动之以情、炼之以志、笃之以念、导之以行的过程。

(二)护理道德教育原则

护理道德教育的原则是指护理道德教育过程中应遵守的准则,也是实施护理道德教育的基本要求和重要依据。护理道德教育具体原则如下。

1. 言行一致原则 护理道德教育要体现言行一致的原则:一是教育者要做到言传身教;二是护理道德教育本身要做到知行合一。教育者的言传身教是使受教育者在听其言后茅塞顿开、豁然开朗,在察其行后由衷钦佩、自觉仿效。如果教育者的言行脱节，很难使护理道德教育的目的变成现实。因此，从这个意义上说，一个自身缺乏高尚道德和行为的人是不能充当教育者的。教育者既要重视护理道德基本理论的教育，又要注意运用其理论解释和解决客观现实存在的问题，做到理论联系实际。

2. 正面疏导原则　疏导，即疏通引导。护理道德教育坚持正面疏导的原则，就是要以情动人，以理服人，寓情于理、情理结合，使教育深入受教育者的内心世界；要尊重受教育者的人格，平等待人，并以真诚、信任的态度关心、爱护和帮助他们。

3. 因人施教原则　护理伦理在我国重新兴起，要求对全体护士进行普及性护理道德教育，这也是社会精神文明和卫生改革的需要。随着生物医学的进步，在医学、护理学中出现了许多伦理难题也需要研究和反复深入地进行护理道德教育，以使护士的道德观念跟上时代的步伐。开展全员性教育应从实际出发，分层次进行教育。只有因人施教，有的放矢，才能恰如其分，使之收到良好的效果。

4. 一致性原则　为了使护士的道德品质健康发展，护理道德教育不要朝令夕改，同时与其他教育如学校教育、岗前教育、政治思想和业务教育等结合起来，并保持教育影响的一致、前后连贯，避免相互抵消、彼此冲撞。只有保持各个渠道、各个环节都处于一致的教育影响下，才能确保受教育者不断陶冶自己的道德情感、磨炼其道德意志、树立道德信念和培养良好的道德品质。

（三）护理道德教育的方法

护理道德教育的方法是指运用多种有效的教育形式或措施，去组织实施护理道德教育，以便收到事半功倍的效果。

1. 理论联系实际法　在护理实践的全过程，用发生在护士周围或自身的"活教材"进行护理道德教育，显得贴切、自然，容易使人心服口服，从而收到较好的效果。在护理实践中，还要围绕护理质量的检查，特别是差错事故的讨论进行护理道德教育。因此，在质量检查和差错事故的讨论中，不要就事论事，要指出其中的技术和道德原因，并从中吸取经验教训，既有助于以后护理质量的提高，也能达到道德教育的目的。

2. 榜样示范法　榜样的力量是无穷的。榜样或先进典型集中体现出一定时代的道德要求和所达到的较高水准。榜样好似一面旗帜，具有说服力、感染力和号召力，有很强的示范、激励和导向作用。因此，在护理道德教育时，要善于运用古今中外护理道德高尚的人物、事例，特别是当今发生在教育对象周围的人物和事例，以引起受教育者的共鸣，激发其学习和仿效之情。

3. 与思想政治教育、专业教育相结合的方法　护理道德教育与思想政治教育相结合，有利于从方向、立场和信念上培养受教育者的理想情操和全心全意为人民健康服务的精神，同时也充实了思想政治教育的内容。两者相辅相成、互相促进。护理道德教育与专业教育相结合，寓德育于智育教育之中，显得自然、生动、易接受且印象深。同时，对端正受教育者学习专业的动机、激发学习的热情也是有利的。

4. 个人示范和集体影响　在护理道德教育过程中，教育者的表率作用和受教育者所在集体内的相互影响，是两个不可忽视和偏废的方面。凡是要求受教育者应当有的行为，教育者本人应该首先具有这种行为，并做到表里如一、始终如一。教育者以身作则是护理伦理教育中最生动、最有说服力的方法。与此同时，还要尊重和信任受教育者集体，尽可能发挥集体内部的相互影响和感染。群体影响的方法是相对于个体实践而言的，通过积极的组织和引导，在共同的集体中，造成既有统一意志，又尊重个性特点，彼此信任、互相关心的气氛，各个成员可以相互学习、相互切磋、相互感染、相互激励、相互监督、相互效仿，促进自己道德品质的提高和完善。

二、护理伦理修养

"修养"一词最早出自《孟子》的"修身"、"养性"，广义概念是指人们对思想、学识、技术等方面进行勤奋学习和锻炼陶冶，经过长期努力所达到的涵养水平或者境界。护理伦理修养，是指护士依照护理伦理原则和规范所进行的自我锻炼、自我改造、自我陶冶、自我培养的过程和活动，以及经过这种努力和锻炼所形成的护理道德情操和护理道德境界。护理伦理修养是一个循序渐进的过程，只有不断地努力，才能够达到较高的护理道德水平。

（一）提高护理伦理修养的意义

1. 有利于培养良好的护理道德品质　护理道德品质是护理道德原则、规范在护士思想、行动中的体现，它的形成要经过护理道德认识、护理道德意志到护理道德行为的转变。由于它是个体将外在的要求内化为个体素质的活动，因而与自身的修养有着密切的联系。全心全意为患者服务是医疗卫生事业的宗旨，要将这个观念成为护士的内心信念，必须依靠护士在自我教育、自我锻炼和自我改造中形成。加强护理伦理修养可以帮助护士检点自己的言行，坚持自我改造。逐步培养高尚的情操，养成良好的行为习惯，较高的伦理修养能够更为准确地明确道德责任和义务，并成为医务人员实现更高的道德境界的动力。

2. 有利于践行医学的神圣义务　每一位护士除要具有较高的护理专业知识、文化素质和精湛的护理技术外，还必须具有高尚的护理道德，两者缺一不可。良好的护理伦理修养能促使护士树立远大的理想，培养坚定的信念、顽强的毅力和为护理事业献身的精神。从护理本身来讲，也需要护士有较高的修养。因为疾病的发生、发展、治疗和恢复是一个复杂而微妙的过程。为了取得良好的治疗效果，需要护士主动热情、认真细致地做好工作。良好的伦理修养，会使护士使用亲切的语言、温和的语调，采取耐心细致的态度对待患者，这些将会使护士赢得患者的信任，增强护理行为的效果。

3. 有利于护理伦理教育的深化　护理伦理教育只有通过受教育者的主观努力，才能更好地发挥作用。大量事实表明，同样的护理伦理教育，对从事同一工作的护士效果往往不尽相同：有的接受教育后，很快能使之转化成自己的护理道德品质和行为；有的则对教育内容理解片面，落实迟缓；有的则把教育内容当成口号，甚至无动于衷。出现这些情况的原因很复杂，但是个人主观上是否重视护理伦理修养，是否自觉加强这方面的锻炼，无疑是一个重要原因。如果没有高度的自觉性，护理伦理教育和修养不但成为无谓之举，甚至可能自欺欺人。因此，护理伦理教育只有同个人的道德修养结合起来，才能取得最佳效果。

4. 有利于促进文明构建和建设和谐社会　道德建设是社会主义精神文明建设的主要内容之一。护理伦理修养不仅对个人、对医院建设是必要的，对社会也有重要意义。医院是社会的窗口，护士面对着社会从事各种职业的人。护士在医院肩负着双重任务，既是患者的护理者，给患者带来身体的康复，又是道德文化的传播者。护士的医德修养高，工作一丝不苟，认真、和蔼、热情地对待患者，人们就可以从护士身上感受到社会充满着人间的温暖，从而促进社会和谐和推动精神文明建设。所以，护士的护理伦理修养对社会的进步也有重要的意义。

5. 有利于增强护士的"软实力"　在当今经济全球化的时代，人才、知识、技术、资源等竞争日益激烈，什么才是立于不败之地的核心竞争力？无论是一个国家、一个企业，还是个人，道德作为"软实力"是其发展进步核心竞争力的重要组成部分，已成为越来越多有识之士的共识，也被现实很多典型的案例所证明。"有才有德是正品，有德无才是次品，有才无德是危险品，无才无德是废品。"可见，道德修养对于个人的成长，对于用人单位选才用人是多么的重要。作为护士，除工作的特殊性对护理伦理道德提出了更高的要求外，就个人的成长、发展而言，拥有崇高的道德修养就拥有了强有力的软实力和综合素质，也是我们安身立命，得到社会尊重，在竞争激烈的社会环境中脱颖而出，最终实现自我价值的必要条件。

总之，提高护理伦理修养，不仅是深化护理教育效果所必需，而且是护理职业的特性，是护士树立正确人生观和完善护理道德品质之需要。提高护理伦理修养对于护士自身的道德素质提高，对于社会文明进步构建和谐社会和推动护理事业的发展都具有重要意义。

（二）护理伦理修养的特点

护士应具有的道德品质不是与生俱来的，而是经过后天逐步培养形成的，不断加强护理伦理修养的结果。护理伦理修养具有以下几方面特点。

1. 自觉性　护士要想具有一定的护理道德情操和护理道德境界，必须发挥自身的主观能动性，自觉地对照护理道德原则、规范和范畴，进行反省、检查、自我批评和自我解剖，才能在实践中不断提高自己的道德水平，形成良好的护理道德行为和习惯。护士能否严格要求自己，自觉地改造自己的主观世界，是护理伦理修养能否形成的关键。

2. 实践性　护士的护理伦理修养只有在护理实践中经过长期的自我锻炼，才能逐步培养形成，即一个护士的伦理修养的形成，既非天生的，也非"闭门思过"的结果，而是在护理实践中，与他人的道德关系中逐步养成的。

3. 艰巨性　护理伦理修养绝不是一朝一夕能够形成的，也不是一劳永逸的，它是一个长期的艰巨的过程，必须要坚持不懈、持之以恒，特别是在遇到困难和阻力时更要激流勇进。古人云："逆水行舟，不进则退。"只有在复杂的社会环境中不断增强自身的抵抗力，以坚韧不拔的毅力和持之以恒的信心，活到老、学到老、改造到老，才能分清良莠，扶正压邪，自觉抵制非道德的不良行为，不断向崇高的道德修养的目标迈进。

（三）护理伦理修养的目标

护理伦理教育和修养的目的在于不断提高护士的道德境界，树立崇高的护理道德理想，这是学习和研究护理伦理教育和修养的根本归宿。

1. 护理伦理的境界　境界是指人的思想觉悟和精神修养。护理伦理境界是护士通过接受护理伦理教育和进行护理伦理修养，所达到的道德觉悟程度以及所形成的道德品质状态和道德情操水平。在现实生活中，由于个人的世界观和对人生价值、社会责任的认识理解能力、意识、文化素质等诸多方面存在着差异，护士的道德水平是不尽相同的，护理伦理修养水平呈现出不同层次。根据护士对公私关系的认识及其态度分为四个层次。

（1）自私自利的境界：这种人的特点是认识和处理一切关系均以满足私利为目的，可以为自己的私利而不择手段。其表现为自私自利，一事当前，首先替自己打算，在工作上拈轻怕重，推卸责任等这种行为，既损害了患者的利益，又使护士的形象受到损害，影响十分恶劣。

（2）先私后公的境界：处于这种境界的护士信奉的原则是"奉公守法"，"互惠互利"。他们一般具有一定的职业良心，同情患者，愿意在力所能及的范围内帮助患者，但是往往更关心自己的私利，斤斤计较个人得失；在服务态度上表现出不稳定，责任心和服务质量也不够稳定；当集体利益和个人利益发生矛盾时，常常要求集体利益服从个人利益。

（3）先公后私的境界：这种境界的护士是多数，在我国已构成了护理队伍的主体精神。他们基本上树立了为人民、为患者服务的思想。能够做到以患者的利益为重，关心患者的痛苦，服务态度热情、主动，工作认真负责、耐心细致、作风端正，善于和别人团结协作。他们也关注个人利益，主张通过自己的诚实劳动和服务获得正当合理的个人利益。当个人利益与患者、集体、国家利益发生冲突时，能把患者、集体、国家利益放在个人利益之上，能先患者、集体、社会而后个人利益。

（4）大公无私的境界：这是优秀护士所追求的高尚的境界，其特征是具备毫不利己、专门利人的思想境界，具有全心全意为患者身心健康服务和为护理事业发展献身的精神。他们公而忘私，对护理工作极端负责，对患者极端热忱，处处以患者的利益为重，甚至为患者、集体、国家的利益毫不犹豫地做出自我牺牲。他们无论处于困境还是顺境，不论有人监督还是无人监督，都始终如一地履行护理伦理准则和规范。这种高尚的护理道德境界闪烁着共产主义思想的光辉，每一位护士都应把它作为自己的理想境界而不断地追求。

2. 护理道德理想　理想是人们在实践中形成的具有实现可能性的对未来的向往与追求。理想是高于现实的奋斗目标，又是一种在现实中能找到根据且具有可能性的想象。理想根源于人的需要，由于人的需要是多方面、多层次的，于是人的理想有社会理想、职业理想、生活理想、道德理想等之分，并表现出层次高低的不同。护理道德理想是护士在护理实践中形成的、对未来要达到的护理道德境界的向往与追求。因此，护理道德理想是护士道德修养的奋斗目标，也是动力源泉和精神支柱。一个护士要树立护理道德理想，实现自己的人生价值，得到社会的承认和尊重，必须做好以下几个方面。

（1）要热爱自己的职业：护理专业是医疗工作的重要组成部分，患者疾病的正确诊断、及时有效的治疗和早日康复，有赖于医生、护士和其他医务人员的密切配合。护理质量的优劣，关系到患者的生命安危和家庭幸福以及社会的安定。护理职业是平凡而崇高的职业，护士不可因世俗的偏见而动摇，要时刻不忘生命的呼唤，树立热爱自己职业、立志献身于护理事业的道德理想。

（2）要为发展护理事业而奋斗：虽然护理只有百年的历史，但是由于医学模式的转变、新的护理理论的出现以及人们对医疗卫生事业需求的提高，近几十年护理事业发展很快，并且具有光明的前景。因此，护士要充满信心、下定决心、勤奋学习，把进一步发展护理事业作为己任，为人民群众的健康做出自己毕生的努力，这也是护理道德理想的重要内容。

（3）要追求大公无私和全心全意为人民健康服务的崇高护德境界：崇高的护理道德境界，是护士最高的道德理想。因此，护士在履行"增进健康、预防疾病、恢复健康和减轻痛苦"的护理职责中应树立"一切为了患者"无私奉献的人生观，将自己的心血倾注到护理事业中去，努力达到大公无私的崇高护德境界，实现自己的人生价值和理想。

（四）护理伦理修养的方法

护理实践和护理道德实践是护理伦理修养的根本途径。在护理实践中，社会和各种护理人际关系向护士提出了道德修养的要求，同时护士将自我道德修养的成果付诸于护理实践，而满足社会、各种护理人际关系的需要，以达到护士与社会及各种人际关系的融洽、协调。主要的护理伦理修养方法包括以下内容。

1. 学习法　苏格拉底认为，美德出于有知，知识是一切德行之母；亚里士多德说，人类一切最优秀和最合乎德行的活动，总是与知识、理性联系在一起的。因此，进行护理道德修养，就要学习护理道德的知识和理论，有了道德知识和理论，才能懂得什么是善，什么是恶，才知道如何提高自己的修养。

2. 躬身实践法　实践是培养和提高护士的护理伦理修养的根本方法。护理伦理修养来源于护理实践，服务于护理实践。因此，护士只有投身于全心全意为人民健康服务的护理实践中才能真正理解道德的内涵,才能形成坚定的道德意志和信念,达到高尚的护理伦理境界。护士只有通过护理实践,才能认识到个人的品德和行为有哪些与护理伦理相抵触或不协调的地方,从而促使自己积极地进行思想斗争,积极地提高护理伦理修养水平。

3. 内省法　内省是指在自己的内心深处用护理道德标准检查、反省,找出自己道德上的不足或缺陷,并加以克制。学习和内省是相联系的。只学习而不内省,学习再多也无用,难以有道德上的提高;只内省而不学习,不能提高道德认识,也难以达到较高的道德境界。

4. 有的放矢法　护理伦理修养除了省察克制外,还要经常听取同事、患者、患者家属及社会舆论的意见和批评,做到有的放矢、"对症下药"地进行护理伦理修养,从而使自己的道德境界不断提高和完善。

5. 持之以恒法　高尚护理道德品质的形成,既非一蹴而就,也不能一劳永逸。因此,护理伦理修养必须坚持不懈、持之以恒,特别是遇到困难和挫折时更要发愤图强、激流勇进。护理伦理修养对于护士来说永无止境,任何时候一旦放弃道德修养,必定会出现道德修养水平的下降和倒退。

6. 慎独法　"慎独"是指一个人在独处的时候,仍能坚持自己的道德信念,按照道德原则行事。它既是道德修养的一种方法,也是道德修养所要达到的一种较高的精神境界。护士的许多工作内容和具体操作是独立工作,无人监督。能否认真负责、一丝不苟、谨慎处置,严守规章和操作规程而高质量做好护理工作,主要靠慎独精神。因此,护理道德修养必须坚持慎独修养的方法,提高道德修养的自觉性,使护理伦理修养达到较高的道德境界。

☞考点:护理伦理的境界,护理伦理修养的方法

案例 2-3 分析

当前护士护理道德修养方面主要存在的问题有奉献精神淡化、"慎独"精神淡漠、"形象"意识减退、知识面窄和护理水平不高等现象。这对护士的成长、职业理想的实现和护理质量的提高都具有负面影响。也正因为此,加强对护士的职业道德教育,提高护士的护理道德品质和修养,尤显重要。

案例中护士潘美儿不畏艰苦的工作条件,视患者为亲人,任劳任怨、认真负责的职业精神与对崇高职业理想的追求,使她获得了患者的真心爱戴,得到了社会的认可、肯定和尊重,实现了自己的人生价值,在工作中找到了幸福感与人生的真正归宿。

目标检测

一、名词解释

义务论　　审慎　　护理伦理修养

二、选择题

1. 不伤害原则具有(　　)
   A. 绝对性　　　　B. 相对性
   C. 可避免性　　　D. 可逆转性
2. 社会主义医学人道主义的核心是(　　)
   A. 尊重患者　　　B. 关心患者
   C. 同情患者　　　D. 爱护患者
3. 护士最高层次的道德情感是(　　)
   A. 同情情感　　　B. 责任情感
   C. 事业情感　　　D. 亲人情感
4. 护理道德修养的根本途径是(　　)
   A. 坚持在护理实践中进行护理道德修养
   B. 坚持两种护理道德观的斗争
   C. 坚持护理道德修养的长期性
   D. 坚持护理道德修养的自觉性

三、简答题

1. 功利论在护理伦理中应用的意义是什么?
2. 试论护理伦理规范的主要内容。
3. 加强护理道德修养的一般方法的主要内容有哪些?

四、论述题

你如何理解患者知情同意和知情选择的权利,护士在其中的责任是什么?

(郭英才)

第2篇 护理关系伦理

第3章 护患关系伦理

学习目标

1. 理解护患关系伦理要求，会正确调适护患关系与护患冲突
2. 了解护患冲突的类型
3. 掌握护患关系的伦理规范

案例 3-1

某产妇剖宫产后第6天，医生看没有什么问题，说周三可以出院。周二，其婆婆和丈夫与产妇商量后想周二出院回家，医生不在，其丈夫和护士商量能否先回家，等周三再回来办出院手续。护士说不可以，说得把钱结清。产妇丈夫说已交足了押金，不会欠医院钱的，且经查账证实。护士不让产妇走，便把孩子抱到了另一个房间。产妇想抱回孩子，护士不给，遂与护士争吵起来。

问题：
请分析该护士的行为。

第1节 护患关系伦理概述

护患关系指护理人员在护理活动中建立起来的与患者、保健对象之间的人际关系。在以人的健康为中心的整体护理中，护患关系是所有护理人际关系中的关键和核心，因而护患之间的伦理关系也是护理伦理中的核心问题。

一、护患关系的基本模式

关于护患关系模式的分类，国内外的划分方法不同。目前，国际上广泛引用并适用于新医学模式下的护患关系基本模式是美国学者霍华德和萨奇于1976年依据护理人员和患者的地位、主动性大小而划分的。

1. **指导-合作型** 是近年来在护理实践中发展起来的一种护患关系，它把患者看成是有意识、有思想、有心理活动的人。在护理活动中，患者具有一定的主动性，但是这种主动性是执行护理人员的意志和要求，护理人员的权威仍是决定性的，患者的地位是"合作"。在护理实践中，这种关系广泛存在，不可缺少。几乎所有的护理措施如注射、换药、插胃管、测体温血压等都需要患者的合作，否则无法进行。其特点是"护理人员告诉患者应做什么"，取得其配合，模式原型是"父母-儿童"。这种模式虽然比主动-被动型的护患关系模式前进了一大步，但患者仍处于消极配合状态，护患关系仍然不够完全平等。它适用于一般患者，尤其是急性患者，目前临床上的护患关系多属于这种模式。

2. **主动-被动型** 是传统的护患关系模式，受传统医学模式影响，把患者视为单纯生物学人，忽视患者的心理活动和主观能动性。护理人员处于主导地位，患者则处于被动地接受护理的从属地位，要求患者绝对服从任何处置和安排。其特点是"护理人员为患者做什么"，模式的原型是"父母-婴儿"。它过分强调护理人员的权威，忽略了患者的主观能动作用，因而不能争取到患者的默契配合，严重影响护理效果，甚至使许多可以避免的差错事故得不到及时纠正与补救，这是该模式的重大缺陷。它只适用于意识丧失患者（如昏迷、全麻）、危重患者、智力低下、某些精神病患者以及婴幼儿。

3. **共同参与型** 此模式在前两种的基础上又有了进步。它认为在治疗护理过程中，患者的意见和认识是有价值的，护患双方有同等的权利。患者不仅是合作，而且应是积极主动地参与自己的治疗和护理计划的制订，向护理人员提供自己的治疗护理体验，探讨某些护理措施的取舍，在患者病情允许的情况下，自己独立完成某些护理措施。它的目的是发挥患者的积极主动性，树立患者战胜疾病的信心，逐步独立处理自己的生活，绝不是要求患者代替护理人员的工作。此模式多用于慢性疾病且有一定文化知识水平

的患者。这种护患关系与前两种护患关系有着本质的不同。该模式把患者的意见看成是完善护理工作的一个组成部分,护患关系不是单向的,而是双向的,患者在治疗护理中获得了某种权力、人格受到尊重、积极性得到了发挥。这对于搞好护患关系、提高护理质量无疑是有利的,应该大力提倡。

二、护患关系的伦理原则

(一)互相尊重,平等待人

护患之间要真诚相待,互相信任,互相尊重,平等待人。第一,要尊重患者的人格,为患者保守秘密,不把患者的隐私作为聊天的话题。对患者要用尊称、敬语,不能用命令的语气、语言和患者讲话或对患者直呼床号。不能为谋取个人利益,把在护理工作中了解到的有关患者疾病和治疗的一些情况,向无关人员透露。如因特殊情况需要透露,也应在伦理和法律允许的范围内,审慎地向相关人员提供。第二,不因患者身心缺陷而加以取笑;不因患者处在弥留之际或已经死亡而心存漠视;不因患者对医学知识的一知半解而挖苦讽刺。第三,护理人员要平等待人。不论患者国籍、宗教信仰、民族、性别、年龄、金钱、职位、相貌有何等差异,都有接受护理、延长生命和提高生命质量的权利。因此,护士对患者必须要一视同仁,平等相待,不能有任何歧视。对患者的任何歧视,不仅对患者生命和心灵是一种伤害,也有悖护士的职业道德。

(二)尊重生命,关爱患者

人的生命只有一次。珍爱生命,关爱患者,促进患者健康、减少患者痛苦是护士的崇高职责。护理人员要具有高度的同情心,理解患者,关心患者,尤其对患有绝症、心灵遭受巨大打击、生命垂危的人,要给予更多的关心、爱抚和同情,随时准备为他们提供力所能及的关怀、帮助和支持。任何对患者的痛苦漠不关心、视而不见、麻木不仁的态度都是缺乏同情心和爱心的表现,而缺乏同情心和爱心就很难与患者有效交流,影响良好的护患关系的建立。护理人员要对工作极端负责,急患者之所急,痛患者之所痛,想患者之所想。患者的健康、患者的生命高于一切,在任何情况下,都不受干扰。

(三)热爱专业,精益求精

热爱护理专业、技术精益求精是搞好护患关系的重要基础。端正对护理工作的认识,树立自尊、自重、自爱、自强的观念,热爱护理专业,爱惜"白衣天使"的荣誉,勤奋学习,刻苦钻研,严格要求。学习新知识、掌握新技术,不断进取,精通护理专业,提高护理技能水平,为建立良好的护患关系提供支持。

第2节 护患沟通伦理

一、沟通的概念及其类型

(一)沟通的概念

沟通是指发出者凭借一定渠道(又称通道或媒介),将信息发送给既定对象(接收者),并寻求反馈以达到理解的过程。其含义包括四个层面的内容:①沟通是信息的传递;②沟通的信息要被充分理解;③沟通是一个双向、互动的信息传递和反馈过程;④有效的沟通是准确地理解信息的含义。

(二)人际沟通的主要类型

根据划分标准不同,可以将沟通划分为:语言沟通与非语言沟通;思想沟通、信息沟通与心理沟通;告知型沟通、征询型沟通和说服型沟通;正式沟通与非正式沟通。

1. 按照沟通符号分类 根据沟通使用的不同符号系统,沟通可分为语言沟通和非语言沟通。

(1)语言沟通:建立在语言文字的基础上,又可细分为书面沟通和口头沟通两种形式。

第一种形式为书面沟通,是指利用语言文字的形式进行沟通,一般比较正式、准确、具有权威性、同时具有备查功能。书面沟通包括写作、阅读、备忘录、信件、协议、通知、合同、布告、组织内发行的期刊、布告栏等一切传递和接收书面文字或符号的手段,其中最常见的方式是写作和阅读。

第二种形式为口头沟通,是指采用口头语言的形式进行沟通,它是人们最常用的交流方式。口头沟通一般具有亲切、弹性大、反馈快、双向性和不可备查性等特点。最常见的口头沟通有听话、说话、交谈和演讲。

(2)非语言沟通:是指通过某些媒介而不是讲话或文字来传递信息。非语言沟通的内涵十分丰富,包括身体语言沟通、副语言沟通等多种形式。

2. 按照沟通内容分类 根据沟通内容不同,沟通又可被划分为思想沟通、信息沟通和心理沟通三种类型。

(1)思想沟通:是指意识形态,包括政治观点、法律观点、哲学观点以及道德伦理等方面的沟通。

(2)信息沟通:是指知识的传递和交流。在科技和信息爆炸的当今时代,信息已经被作为一种重要的资源,与人力资源和自然资源并列为三大资源。人们每时每刻都在进行信息交流,如学术交流、读书会、技术革新小组讨论、东西方文化交流等,以促使信息沟通大众化和普及化。

(3) 心理沟通:是指人的心理活动信息的传递和交流,包括意志沟通、兴趣沟通、情感沟通、性格沟通等。教学中的兴趣效应、战场上的鼓舞士气、管理上的感情投资、赛场上的激励拼搏、思想工作者转变人的态度等均属于心理沟通。

3. 按照沟通目的分类 按照沟通目的不同,还可将沟通分为告知型沟通、征询型沟通和说服型沟通三类。

(1) 告知型沟通:是以告知对方自己的意见为目标的沟通,通常采取言语沟通方式进行。要求沟通信息准确、明了,以免产生歧义。此外,语调、语气、语速和重读等都可能影响沟通效果。

(2) 征询型沟通:是以获得期待的信息为目标的沟通,一般采取提问方式进行,要求真诚、有礼貌和谦虚。

(3) 说服型沟通:是以改变态度为目标的沟通,主要采取说理的方式进行。因说服型沟通是以改变他人的观点、情感、思想和态度为目的,而非仅以传达到和被人接收到为结束,故具有较大的难度。常见的说服型沟通有批评、调解、规劝和争议等。

4. 按照沟通渠道分类 根据沟通渠道产生方式的不同,可将人际沟通分为正式沟通与非正式沟通。

(1) 正式沟通:为在组织系统内,依据一定的组织原则所进行的信息传递与交流。例如,组织内部的文件传达、召开会议、上下级之间的定期情报交换,组织与组织之间的公函来往等。另外,团体所组织的技术交流、参观访问、市场调查等也在此列。

(2) 非正式沟通:为正式沟通渠道以外的信息交流和传递,它不受组织监督,自由选择沟通渠道。例如,朋友聚会、传播谣言和小道消息、团体成员私下交换看法等都属于非正式沟通。非正式沟通是正式沟通的有机补充。在许多组织中,管理者决策时利用的情报大部分是由非正式信息系统传递的。与正式沟通相比,非正式沟通常常能更灵活、迅速地适应事态的变化,省略许多繁琐的程序;并常常能提供大量的通过正式沟通渠道难以获得的信息,真实地反映人们的态度、思想和动机。因此,这种沟通在管理决策中具有重要参考作用。

二、影响沟通的因素

(一) 个人因素

个人因素包括信息发出者和信息接收者两方面。

1. 生理因素 任何一方的身体不适都会影响沟通,如疲劳、饥饿、疼痛等,使沟通者难以集中精力而影响沟通。当身体有缺陷,如视力、听力障碍时,沟通会有一定的困难。

2. 社会背景 是指沟通双方的社会文化背景,如不同职业、信仰、种族、民族、文化的人由于生活习俗的不同,或其表达感情、思想的方式不同而容易产生误解。不同的民族文化、不同的地域在长期的发展中会形成许多特定的具有鲜明民族性、地域性的文化传统。当沟通双方的文化传统存有差异时,应理解并尊重对方将有利于沟通;反之则影响有效沟通。

3. 情绪状态 情绪会影响到一个人对信息的理解。当个体情绪稳定、轻松自如时,能较系统地表达他的想法和意见;当处于情绪不稳定状态,如激动、愤怒时,常会出现对信息的理解"失真"或词不达意。所以,护士要学会控制自己的情绪,以良好的情绪状态为患者提供最佳的护理。

4. 知识水平 沟通双方的文化程度不同,会对事物有不一样的理解,知识水平的差异常使沟通产生困难。一般来说,知识水平越接近,知识面重叠程度越大(专业相近或相同),沟通时越容易相互理解。所以护士在与患者进行沟通时,要注意考虑对方的职业、知识水平,尽量选用通俗易懂的语言。

5. 其他因素 沟通双方的性格特征、兴趣爱好、价值观等也是影响沟通的重要因素。

(二) 环境因素

人际沟通不可能在真空中进行,会受到许多因素的干扰。面对面的、直接的沟通环境可能对沟通效果的影响更大。

1. 社会环境 良好的人际关系、融洽的气氛、适当的交往距离等会促进沟通的顺利进行。在社会交往中,人们会无意识或有意识地保持一定的距离。当个人的领地与空间受到威胁或限制时,人们会产生防御反应,从而降低沟通交流的有效性。所以,人应自觉地根据需要,通过不断调整人际距离密切关系、激发情感,使之达到预期目的。美国心理学家霍尔博士提出了代表不同意义的人际距离,将人际距离划分为四种,即亲密距离、个人距离、社会距离、公众距离。

2. 物理环境

(1) 氛围因素:如室温的高低、色彩的布置、房间的光线、气味等。

(2) 噪声的干扰:如各种机械噪声、邻街的汽笛声、邻室的音响声、门窗开关的碰击声以及与沟通无关的谈笑声等。

(3) 隐秘因素:凡沟通内容涉及个人隐私时,护士要为患者创造一个舒适安全、安静整洁、有利于保护患者隐私的环境,这样有利于护患沟通。

三、护患沟通的技巧

(一)语言沟通技巧

护患沟通的主要方式是交流,即语言性沟通。目的要体现对患者的尊重及理解、同情、接纳融洽为一体,用语气轻柔、通俗易懂的方法,使患者感到被尊重、被理解而容易接受交流。在沟通过程中要全神贯注,不因患者说话的异常语气分散自己的注意力,可进行适度适时的提问,但不随意打断患者谈话,将患者的说话听完整,不要急于判断,也可以应用引导性的谈话鼓励患者表达出自己的真实情感。在沟通过程中,适时地运用沉默会有意想不到的效果,可给患者思考的时间,也给护士调适自己和观察患者的机会。如患者入院时应得到详细认真的入院介绍,让患者提高对医院医护人员的信任感,保持感情交流中立,在患者动情时如果增加自己的情感反应会加重对方的刺激,使用过早道义上的评判会导致交流的终止。故应保持态度与情感的中立,使谈话延续。

1. 针对性　交流前必须明确谈话目的,了解自己在谈话中的角色地位,了解护理对象的文化水平、医护状况,包括病情、经验、情景等。针对不同问题、不同对象,确定谈话方式和内容。做到语言因时因地而异、因人而异、因情而异等。在整体护理模式下,语言作为护患沟通交流、实施心身整体护理的重要工具,无论是入院宣教、术前术后护理,还是为患者做心理护理、各种治疗、健康指导等各个方面的工作,都要求护士不断学习,丰富自己的知识,以求圆满解答患者提出的任何问题,更好服务于患者。

2. 艺术性　由于患者背着沉重的疾病包袱,加上其他一些社会原因,因此与患者进行语言交流要讲究艺术性。要动之以情,晓之以理,使患者愿意并乐于和护士交流。这样对病情的诊断、治疗起到良好的作用。护士与患者交谈在讲究艺术性的前提下,还需要加强语言基本功训练,增强说理性和逻辑性。这要求护士平时注意自身素质的提高和掌握好扎实的业务知识,使患者在交谈中增强战胜疾病的勇气和信心,获得某些疾病的防治知识,提高自我保护能力。

3. 原则性　护士与患者交流,要把握分寸,即原则性。既严肃又灵活,护士与患者交流既要保持一定的严肃性,又要根据不同情景、不同的对象保持一定的灵活性。对一些言行不轨的患者,应严肃对待,加以劝阻,以保持护士自身的尊严和护理工作的严肃性。既坦诚又慎言,护患彼此尊重的前提是以诚相待,护士对患者应讲真话,信守诺言,但也不应事事都向患者坦诚相告,特别是对诊断治疗上的一些措施和意见,更应该慎口谨言,防止医患间产生矛盾。既亲切又高贵,要以维护患者的利益为前提,讲究职业道德,不非议患者。要根据情景差异、沟通对象灵活运用语言的魅力,做到既高贵又能为患者所接受。

4. 情感性　护士的情感表现在责任感,具体体现在尊重患者、理解患者、同情患者以及对患者的亲切帮助等方面。只有具备了这种情感,才能与患者之间建立起平等的、真诚的彼此支持、相互依赖的护患关系,这是获得最佳护理效果的前提。护士与患者交流时,要时刻体现出对患者的爱护和同情。说话态度诚恳、自然、大方,说话语速适中、声音温柔,适当地配合表情与手势,既能显露出护士对患者的体贴关心,又不失端庄文雅。通过交流给患者以安慰、鼓励、温暖,使患者消除恐惧、顾虑等不良情绪,从而建立起接受治疗的最佳心身状态,促进患者早日康复。

(二)非语言沟通技巧

非语言沟通技巧是伴随着沟通的一些非语性行为,它能影响沟通的效果。如面部表情、手势、抚摸、眼神交流和空间、身体姿势、声音(音色、音调、音量)等。因为5%以上信息都是通过无声的身体语言实现的,并用来体会患者需要,表达对患者关爱,从而建立融洽护患关系。

1. 目光　是人际沟通中的一个重要载体,可传递情感,也可显示个性特征,影响他人的行为。护士应善于从患者接触的目光中判断患者的心态,并且能运用目光表达不同情感意义。

2. 面部表情　据研究发现,交往中一个信息的表达=7%的语言+38%的声音+55%的面部表情。最有用的、常用的面部表情首先是微笑。护士常常面带坦诚、欣然的微笑,对患者极富有感染力。患者焦虑时,护士面带微笑与其交谈,本身就是"安慰剂";患者恐惧不安时,护士从容不迫、镇定的笑脸,能给患者以镇静和安全感。真诚的眼神,能调节护患双方的心理距离。

3. 手势　以手势配合口语,以提高感应性和表现力,是护理工作中常用的。

第3节　护患冲突及其调适

一、护患冲突的概念及类型

(一)护患冲突的概念

冲突是指个体与个体之间、个体与群体之间存在不相容、互相排斥的一种矛盾表现形式。护患冲突泛指医疗实践中护患双方在诊疗护理过程中,为了自身利益,对某些医疗行为、办法、态度及后果等存在认识、理解上的分歧,以致发生争执或对抗。护患冲突的核心问题是利益冲突。从理论上说,护患双方结成关系的基础是一致的,没有利益冲突,而且一方的利益都在对方的利益上得到满足和体现。但是,受客观因素以及护患双方道德水平的影响,在护患之间还存在诸多不和谐的因素,易引发护患冲突。

(二) 护患冲突的类型

1. 根据指向利益分类　根据冲突指向利益的不同,护患冲突可区分为医疗冲突与非医疗冲突。前者为护患双方围绕患者生命健康权与医疗护理行为而形成的冲突。除医疗冲突外的冲突,均称为非医疗冲突。非医疗冲突的主要特点为,护患双方之间的争执主要不是对医疗护理工作引起的不良后果,而是表现为对患者是否有侵害生命健康权以外的其他民事侵权行为。例如,医疗机构及其医务人员在医疗活动中对患者的隐私、肖像、名誉、经济等权益的侵害所引起的冲突,应称为非医疗冲突。

2. 根据医务人员有无过失分类　根据医务人员有无过失,护患冲突可以区分为有过失的医疗冲突和无过失的医疗冲突。有过失的医疗冲突,是指患者的组织器官损伤、功能障碍或死亡等不良后果的发生,确实是由于医务人员诊疗护理过失所致,但是患者及其家属与医方之间对这种不良后果的程度、性质以及结果等存在着不同看法而引起的冲突。例如,在诊疗护理过程中,因医务人员诊疗护理过失(工作中的失职、粗心、技术上的某些原因等)造成患者伤残或死亡,经医疗事故技术鉴定属于医疗事故,但是双方当事人对事故的责任程度及等级以及赔偿金额、处理结果等意见不同而产生的冲突,即是有过失的医疗冲突。按照对患者造成不良后果程度的不同,有过失的医疗冲突又分为医疗过错和医疗事故。无过失的医疗冲突,是指虽然在治疗过程发生了患者伤残或死亡等不良后果,但这种不良后果的发生并不是医务人员的过失所致,而患者或家属却坚持认为医务人员有过失,由此而引起的冲突。它包括由患方不与医方配合治疗、意外事件、并发症等原因所引发的医疗冲突。

3. 根据表现形式和激化程度分类　依据此标准,可将护患冲突分为非纠纷性冲突和纠纷性冲突两类,后者是前者进一步激化的结果,又可称为护患纠纷。纠纷性冲突是护患双方期望冲突、价值冲突、观念冲突、利益冲突等潜在冲突形式的外显化,是已经发生了的现实冲突。对于此类冲突,仅仅靠一般的调适和沟通技术很难奏效,需要借助于法律和其他手段。

目前,国内关于护患冲突最常用的表述是"医疗纠纷"。以"医疗纠纷"取代护患冲突,其实是不妥的。所谓"纠纷",是指有争执的事情,是期望、思想、情感等潜在行为表现,有时需要通过司法程序或行政调解才能加以解决。因此,"护患冲突"比"医疗纠纷"的外延广泛地多。

二、护患冲突的特征

护患冲突与一般的人际冲突相比,有其不同的特点,尤其是新形势下的护患冲突更有其特殊性。

(一) 多发性

护患冲突的发生和它所处的社会大环境密不可分,以前护患冲突的发生常常因为医疗责任,而现在可能在医疗护理服务过程中的任何一个环节发生,如伙食问题、服务态度问题、费用问题等。

(二) 针对性

由于医疗过程是在医(护)患双方之间进行的,不存在中介,且每一个患者都有明确的主管医师和负责(当班)护士,所以当冲突发生时,患方的迁怒对象一般直指责任医护人员。尽管打砸医院的事情也时有发生,但是不少情况下是因没有及时处理造成的。

(三) 复杂性

护患冲突一旦发生,要分出谁是谁非难度较大。首先为取证难。冲突形成后,患者几乎没有支持主张的证据,医院如不配合调查,取证难度更大,尽管实施举证责任倒置之后该状况有所好转,但是问题依然存在。其次,情节难以核查。因为时过境迁,有时一件事情拖至很长时间才被发现,对事件真相的核查难度增加,事实不清,裁决便成为难题。最后,确定赔偿数额难。患方常常索赔数额较大,医院承受能力有限,双方讨价还价,裁判机构难以裁定等。

(四) 潜在性

在医疗过程中,由于对医方存在依赖、从属心理,有时即使与医方的想法、观点不一致或对医方的行为不满,但由于自己对医学知识的匮乏,或为了疾病的诊治护理需要,患方常常隐瞒自己的观点,敢怒不敢言。需要强调的是这并不等于没有矛盾,而往往是为冲突的发生埋下了隐患。

(五) 专业性

新疗法、新技术不断涌现,在提高医疗效果的同时风险也在增加,任何一项新疗法、新技术都不是完美无缺的,由此引发的医患纠纷占相当比例。由于专业性强,特别是有些疾病的病因医学界至今尚无定论,鉴定专家因学术观点、学识的差异,常使鉴定结论相左,认定医疗事故的真实原因较困难,使冲突久拖不决。

（六）突发性

受患者个体差异性、医学发展水平有限性等原因的影响,医方不能确保百分之百地成功救治,在医疗过程中意外事件在所难免。对医方而言,发生医疗意外不是罕见之事,往往有一定心理准备,但是患方对此却并不理解,一旦发生就会因心理突然失衡产生不满情绪,或聚众闹事,扩大事端;或突然起事,指责医方;或诉诸法律,状告医院。

三、护患冲突的调适原则

（一）相互尊重原则

尊重的基本含义是对人的尊敬或重视。狭义的尊重,主要是对他人人格的尊重,如礼貌待人、不做损害他人人格的事、不侮辱人。广义的尊重,还包括尊重人的权利,即尊重个人的自主权等。彼此尊重、相互理解不仅是护患交往的基础,也是消除隔阂、化解冲突,达成和谐状态的基本原则。

古人云:"爱人者,人恒爱之;敬人者,人恒敬之。"人们对尊重的需要分为两类,即自尊和来自他人的尊重。尊重自己就是维护人格的尊严。自尊包括对获得信心、本领、成就、能力、自由和独立的愿望。医疗活动作为一种人道的精神、人道的服务应该植根于医疗服务者的内心深处。不论医学如何科学化、现代化、技术化,医学的对象是具有尊严的人,其最终目的是服务于人,医学的这些基本特点是无法改变的。目前国内许多医疗机构在进行职业道德建设时,非常强调服务礼仪。其实,服务礼仪的培训不仅是指表面的身体动作和面部表情,而应该以内心对患者的尊重为基础。没有内在的敬人之情、律己之心,表面上或形式上的动作程式再好,很难让人产生真正被尊重的感觉,而只是一种虚假的礼仪包装。

没有人天生必须服从谁。护方与患方是一种建立在相互尊重基础上的关系。在护患交往中,医务人员只有尊重患者,把患者当人看,而不是仅仅看作有病的躯体,患者才会信任医生,才能有较好的遵医行为。而且,对患者的尊重,还包括对其平等权利的认同。患者来就医,应享有知情权、保密权、参与权、选择权等。医务人员在任何场合、任何时候、任何事情上,对待患者,不论是男女老幼、金钱多寡、地位高低、智愚美丑、关系亲疏、种族国别,都要给以尊重关怀、积极救治、尽职尽责,切不可亲疏不一、厚此薄彼。尊重所有的患者是一种教养,也是一种医德境界,尊重所有的患者有助于调节护患之间的人际关系,有助于减少冲突和沟通。

当然,患者要想获得医务人员的尊重,也必须尊重医务人员的劳动和人格,必须自爱、自尊,积极配合医生诊治,履行自己的义务,只有这样才能使医务人员的价值得以充分显示,也只有如此,才能赢得医务人员的尊重。

（二）相互信任原则

相互信任,为协调医患关系、加强医患沟通的又一重要原则。医患之间所以能够建立关系,是因各自对对方的需要。医者需要通过患者的配合实现自身的价值,患者需要医者的技术帮助自己康复。病情越严重,疾病越复杂,诊治时间越长,就越需要双方的信任。医患在交往中相互传递的信息多种多样、十分复杂,而护患双方的内心活动又受外界的影响,使行为、动机、结果往往处于矛盾的状态中。在这种情况下建立和发展护患关系,信任显得格外重要。如果医者能用自己的行为和语言给患者以信任,则会使患者增加信心、力量和希望,表现在使患者的代偿能力、康复能力、免疫能力和各系统协调能力大大增强,常常能收到神奇的效果。在一定意义上说,医患交往中的信任程度可作为医患关系发展的标志,可用它来检验医患关系的协调程度。护患双方彼此之间的信赖,特别是患者对医务人员的信任是一个综合性的概念。它和医者的举止、态度、风貌、技术等都有直接关系。若医务人员具有正派的医疗作风、较高的道德修养、彬彬有礼的言行举止、熟练的操作技巧和精湛的技术水平,必然会更好地取得患者的信任与合作。

（三）诚实守信原则

"诚信"是中华民族的传统美德。古代典籍中多有对诚信的论述:"一诺千金、一言百珍"、"一言既出,驷马难追"等。随着时代的发展,诚信的内涵呈现出不断发展的过程。今天所讲的诚信,含义是无欺、守诺、践约。

诚信为立业之本。只有对患方诚信,才能赢得更多的患者,只有得到患者的支持,才能有事业的发展。现在,各行各业都离不开竞争。而诚实是最好的竞争手段,守信是最吸引人的品德。护士坚持诚实守信原则要做到:①言必信——在护患交往中说真话。在不损害患者健康利益的前提下,要真实地表达自己的主观想法,口不违心;真实地传达自己所掌握的客观情况,言不背实。②行必果——守诺言,践诺言。强调前后、言行之间的一致。作为一个主体在表达了某种信息后,不能轻易变动,对达成的某种契约和自己所作出的承诺,务求守诺,自觉践约。即使是客观情况发生了重大变化,确实有必要对以前的契约、言语作出调整,应该毫无隐瞒地作出必要的说明,与对方及时协商,求得谅解和一致。

护患之间的诚信应是双向的。诚信要求医院一方面竭诚为患者服务,做到以患者为中心;另一方面承而有信,而不能承而不力或诺而不承。对患方而言,对医方诚信,就应该如实告知自己的病情,严格遵守医嘱,积极配合诊治,按时交纳医疗费用,从而获得医务人员的信任和有效的诊治。

（四）理解互谅原则

互相理解是互相帮助的前提。护患双方都应理解对方的心情。医务人员往往从科学事实方面去理解患者提供的感受和信息,较少注意对方的情感。患者由于疾病缠身,求医心切,往往情感重于理智,愿望多于现实,较少考虑科学事实和客观环境。医者不仅要将患者看作生物的人,且要将其看作是有感情、有思想的人,不仅要理解疾病对患者造成的痛苦,且要了解心理、社会、环境对患者带来的影响,理解患者的心情、愿望与需求,随时从"假如我是一个患者"的角度来考虑问题,对待患者。患者要理解科学发展所提供的客观条件、医者所处的地位,理解医者的心情、语言和难处。护患双方都用体谅、理解态度对待对方,才能建立和谐友好的护患关系,使护患关系正常化。要做到这样,医务人员不但要有责任心、爱心和同情心,还要有丰富的经验、敏锐的眼光、渊博的知识和果断的决心,同时还要有良好的语言艺术、丰厚的人文知识,善于理解患者的语言、痛苦和心情。

（五）求同存异原则

护患交往需要遵循求大同存小异、彼此相容的原则。在护患关系的调适中,我们首先应正视差异,承认差异的存在。调适并不是要消除差异,而是要达到双方利益的一致,这种一致并不是绝对地统一。在护患交往中,双方应看到根本目的的高度一致性,这也是护患关系与一般人际关系的根本不同。医方不应因患方与自己有不同想法而感到反感不满,患方也不应因医方没有完全满足自己的需要而妄加指责,彼此应该尽量看到双方的共同点,此时双方所需要的是宽容。宽容是中华民族在处理人际关系上的一种美德。医务人员尤应如此。不难想象,如果医务人员没有宽容的胸怀,在各种护患交往场合,将充满冲突和口角。

护患交往的宽容与一般人际交往的宽容有所不同。首先,有理也谦让。有理不饶人,是有理取闹,其结果会激化矛盾;无理不让人,是无理取闹,其结果也必然引发冲突。两者结果是一样的,即恶化护患关系。因此在护患交往中应有理、有利、有节。当与患方发生冲突时,有理时也应该态度平和,无理时应该道歉认错,这样即便是本来较为紧张的护患关系也会得到逐步缓和。其次,宽以待人,严于律己。患者因身受病痛的折磨,在语言、行为等方面可能表现出异常之举,这需要医务人员不能像对待常人那样去要求患者宽以待人,严于律己,这是构建和谐护患关系的重要条件。

护士对患者的宽容,不是懦弱,不是纵容,不是以牺牲自己的人格为前提,而是宽广胸怀的展示,人格高尚的表现,是不苛求患者在人际交往礼节方面像常人一样周全,是对处于病痛折磨中的人们种种病态表现的包容和忍让。宽容不是没有力量反击,不是惧怕,而是为了减少不必要的麻烦和心理障碍而主动地容忍人,为了团结人。心理学证明,自信心越高的人,宽容度就越强。毋庸置疑,对患者无理取闹现象的纵容和对患者的宽容是有本质区别的。

（六）依法调适原则

中国传统文化的理念是人情至上、重情轻法,重视的是做事要符合人之常情、对人要有情有义这个传统的交往原则,有其精华之处,但是人之常情却是个十分模糊、没有确切标准的概念。若用"人之常情"来处理护患冲突,就无法判断出对错。

在法制社会,医与法是不可分割的。护患关系是一种特殊的法律关系。因此,调适医患冲突不仅要依据"人之常情"、道德规范,还必须依照有关法律法规来依法治医。医护人员必须认真学习《民事诉讼法》《医疗事故处理条例》等与处理护患冲突有关的法律文件,并学会用来处理分歧和矛盾,化解护患冲突。

☞考点:护患关系的基本模式,护患关系的伦理原则,护患双方的权利和义务,护患沟通的技巧,护患冲突的特征及调适原则

案例 3-1 分析

这个案例中的护士做得不妥。

(1) 案例中涉及的关系是护患关系,其中包括护士与产妇的关系、护士与产妇家属之间的关系、护士与新生儿之间的关系。

(2) 案例中产生的伦理问题:护士是否应让产妇抱孩子出院? 护士是否应抱走产妇的孩子,以此作为阻止其出院的手段? 护士是否应与产妇争吵? 是否存在不当监禁的问题? 如此可能产生的后果:使产妇遭受身心的痛苦。护士把产妇的孩子抱到另一房间,并与产妇争吵,这些都会极

大地伤害产妇的心理,也会因此而影响产妇的哺乳状况。

(3) 护士此时应遵循的工作程序和伦理规范:向主管医生及护士长反应患方的要求,同时向患者解释出院程序以取得合作。满足患者的合理要求,尊重患者的权利,保护患者免于不必要的伤害等。如果患者不是因为欠费等原因,在身体状况许可,并强烈要求回家的情况下,尊重患者的决定是此时最符合患者利益的行为。

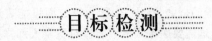

一、名词解释

护患关系　　护患冲突

二、选择题

1. 有个别医护人员截留患者的药品再卖出后发奖金,这些医护人员违背了(　　)
   A. 认真负责,任劳任怨　　B. 廉洁奉公,遵纪守法
   C. 热爱本职,精益求精　　D. 举止端庄,态度热情

2. 在护理实践中,有的护士对待认识的患者热情周到,而对陌生患者则脸冷话硬,她们违背了护理道德规范中的(　　)
   A. 举止端庄,态度热情　　B. 语言贴切,保守秘密
   C. 尊重患者,一视同仁　　D. 热爱本职,精益求精

3. 搞好护患关系的基础是(　　)
   A. 认真负责,任劳任怨　　B. 尊重患者,一视同仁
   C. 语言贴切,保守秘密　　D. 热爱本职,精益求精

4. 患者,女,30岁。因阑尾炎急诊入院手术,术后宜采用的护患关系模式是(　　)
   A. 主动型　　　　　　　B. 主动-被动型
   C. 指导-合作型　　　　 D. 共同参与型

(余安汇)

第4章 护医关系伦理

> **学习目标**
> 1. 掌握新型护医关系的类型
> 2. 了解护医关系的概念
> 3. 明确在新护理模式中的护理伦理要求

第1节 护医关系的模式

案例4-1

某麻痹性肠梗阻患儿,因不能进食而插了鼻饲管并行输液支持治疗。医师查房后口头医嘱:"有尿后给氯化钾10ml推入管内。"待患儿有尿后,护士执行医嘱时未再追问,即将10%氯化钾溶液10ml直接推入静脉输液壶内,致使患儿心搏骤停,抢救无效而死亡。

问题:
请对该护士的言行进行伦理分析。

护医关系是护士在执业工作中与医生形成的分工协作、相互配合的职业关系。护医关系是指医生和护士在为患者服务中的相互交往和相互作用。医生与护士在为患者服务的工作中,在很大程度方面是交叉的。随着整体护理理念和护医关系的密切合作的增强,交叉的成分将越来越大。对于患者来说,无论是护理还是治疗,都是其康复的一部分,医护之间良好的合作关系无疑是患者康复的重要条件之一。

护医关系模式有以下几种类型:从属-主导型、并列-互补型、相互竞争型。

一、传统的护医关系

传统的护医关系是从属-主导型,存在一种等级结构。过去,我国由于没有建立起严格的护士考试、注册和执业管理制度,致使大量未经正规专业培训的人员进入护士队伍,他们挤占护士岗位,导致正规护理教育萎缩,护理事故频发,医疗质量难以保证,因此医生处于主导地位,护士处于从属地位,医生与护士形成上下等级结构。典型地表现为医生是父亲形象,护士是母亲形象,他们共同治疗和照顾患者,保障患者的生命权益。

这种结构的形成有深厚的历史原因,如从技术服务的角度上,护士从事的职业工作一般是按照医生的要求去进行一些辅助,而不是取代医生开展诊断和治疗。"医嘱"也为护士的工作范围及其需要运用的基本技能知识划定了一个基本的界限。护士在大多数情况下只能是遵"医嘱"行事。其次,从性别文化的角度上,护理很久以来在各国都被认定为女性的主要职业之一。南丁格尔在开拓护理工作的早期,一些外科大夫对她根本不理不睬。直到今天,女性也仍然是护士中最主要的性别群体。但与其他主要由女性从事的职业不同,护理需要与强大的男性主导的医生群体相配合。这样,传统的性别文化观念就会渗透到护医关系中,在一定程度上强化了等级结构的存在。但这种等级结构正在被逐渐打破,推动这一变化的因素首先来自于护理工作本身的专业化、职业化。过去护理被认为是一种不需要多少专业技能的慈善事业,但自南丁格尔以后,各国都逐渐建立起了正规的护士学校教育和职业准入制度。

等级结构被打破的第二个推动力来自于现代社会男女平等的观念。今天,女性虽然仍是护士人群的主体,但男性护士的数量正在增加,许多医学院校的护理专业开始招收男生。同时,医生职业的性别色彩消除得更快,女医生已经大量出现。这样,随着性别平等思想的日渐深入、职业性别色彩的日渐消弭,护医关系也就逐渐填平其中的性别鸿沟,走向新的平等协作关系。

二、新型的护医关系

我国卫生部于1993年制定了《中华人民共和国护士管理办法》,1994年1月1日开始正式实施护士资格考试制度和护士执业许可制度。2008年1月31日,国务院又颁布了《护士条例》,进一步以行政法规的形式推动了我国护士的职业化、专业化发展。当代的护理理论认为,一名不认真严格执行医嘱的护士是不合格的护士;但一名始终处于被指令状态,只会机械执行医嘱的护士,同样是不合格的护士。医生与护士是两个完全平等的工作岗位,它们工作的对象和目的是相同的,但工作的侧重面和使用的技术手段不尽相同,在疾病治疗中各自发挥着不同的作用,相互补充、相互协作,只有这样才能比较顺利地达到解除病痛、恢复健康的服务目的。

并列-互补型的护医关系,即:①有关患者的信息应及时互相交流;②医护双方对工作采取配合、支持、协作态势,尤其在患者病情突变或须急救时,能相互代替应急处理,日常工作注意满足彼此的角色期待;③切实按医护双方道德关系即:尊重、信任、协作、谅解、制约、监督的原则处事。

并列-互补型的护医关系模式,提高了医疗护理质量,推动了医学、护理学的发展。医生和护士无论在职业特点还是在工作内容上都是两个独立的职业,相互不能替代,在医疗过程中也不能缺少。医护工作分工不分家,则要求护士与医生之间既分工又合作,协调配合,相互帮助,相互尊重,从而体现互补性在护医关系中的核心作用。

另外,随着市场经济的发展和医疗卫生体制改革不断深化,医疗卫生部门之间、医疗卫生部门内部各科室之间、医务人员个体之间,在成本核算、增收节支、为人民提供医疗优质卫生保健服务的同时在提高经济效益等方面都展开了竞争,从而形成了相互竞争的护医关系。

并列-互补型、相互竞争型体现了以患者为中心的思想,是新型的护医关系。

三、理想的护医关系

理想的护医关系模式应根据对患者的护理需要和治疗需要来定。在对患者的完整治疗过程中,诊疗和护理对患者的康复来说至少是两个并列的方面,医生对患者的治疗方案需要护士执行;患者的病情和新情况需要护士和医生从不同角度来发现,尤其需要护士反馈给医生从护士角度发现的问题,同时还通过护理的实施帮助患者加快康复的进程。

(一)相互平等的同志关系,主从有序

医护双方要建立相互平等、在不同环节有主有从的和谐关系。这种平等和谐的关系,不仅是业务上的学风问题,也是一个医风问题;不仅是调节医护伦理的道德规范之一,也是医德高尚的标志之一。

据有关资料记载:"三分治疗,七分护理",从患者入院到出院一般需要 19 个环节,其中诊断、拟定治疗方案、综合分析病例等 4 个环节由医生独自完成,其余 15 个环节都离不开护士的劳动。特别是在病情变化、拟定和实施护理计划、搜集整理临床资料、解除患者痛苦方面,护士发挥着举足轻重的作用。因此,医生和护士在患者康复的整个过程中,都起着重要的作用,只是在某些环节主从地位有变。

(二)相互信赖的合作关系,分清责任

医护之间在相互信赖、相互尊重的基础上,由于工作性质的不同,还要分清各自的责任。对患者的诊治过程,是一个医护协作的过程,但彼此分工不同,承担责任不同。医护双方要理解对方的工作特点,分清医疗、护理过程中的责任,尊重对方的人格,信赖对方的能力。

医生和护士作为合作者,要善于发现对方的困难,并在力所能及的范围内给予真诚的关心与帮助。在发现医生出现差错时,尤其是对医嘱有异议时,护士应有善意指出并帮助其纠正的义务,而不能沉默不语,更不能有意无意地诋毁医生。同样医生应主动关心护士的成长进步与业务的提高。通过相互体谅与帮助,可以使护医关系更加默契,不断提高互相合作的层次。

(三)相互支持的业务关系,共同提高

在临床实践中,医生和护士是相互合作的关系,医生制定的治疗方案为护理工作提供了依据;护士认真执行医嘱,对医疗工作提供了护理支持,这是医护双方互相支持的重要方面。

护士绝不能轻视自己的工作,不要满足于机械地执行医嘱,按吩咐被动工作。由于护理工作的特性,护理人员可以利用自己接触患者机会多,观察患者比较细,听到患者家属反映多的优势,及时对诊疗工作提供信息和建议,甚至及时发现医疗上的差错,如个别开错药方、用错剂量等情况。医生则做到尊重护士的劳动,无私地发挥自己的专长,同时也应学习护理知识、取长补短,戒除故步自封、自以为是。这样不仅能提高医疗质量,也能建立起合理的、科学的护医关系。

(四)相互体贴的真诚关系,自重自爱

医护之间应相互体贴与谅解各自的辛苦,在生活上相互关心,建立起真诚的同志关系。由于护医关系大多数建立在男女之间,所以,在工作上相互支持,生活上相互体贴,建立起亲密无间的同志合作关系是必要的,发展同志间纯洁无瑕的友情也是应该的。但应自重自爱,恪守同志间的伦理道德,维护各自的职业道德形象。只有这样,医护之间的良好关系才能在共同致力于发展医学事业的基础上,得以发扬光大,持久永恒。

☞考点:新型的医护关系是什么

案例 4-1 分析

该案例属于过失性医护缺陷,护士应负重要责任。

医生违反了卫生部医嘱制度中"除在抢救或手术中外,不得下达口头医嘱。下达医嘱,护士需复诵一遍,经医生查对药物后执行,医生要及时补记医嘱"的规定。因此,医生负有一定责任。然而,护士行为违反了:

(1)护医关系中"尊重信任,彼此监督"的道德规范。医护双方为了共同维护患者利益,为防止医护差错事故的发生,必须互相制约和监督。当护士执行医嘱时,一旦发现医嘱有误或不清楚应当询问清楚后再执行。该案例中,护士未追问清楚,便错误地执行口头医嘱,因此不符合护医关系道德的要求。

(2)违背了护患关系中"热爱本职,精益求精"的道德规范。该护士不懂得氯化钾不能静脉推注,以至酿成医疗事故。

第 2 节 护医工作配合中的矛盾

案例 4-2

患者,男,76岁,工人。因患结肠癌在某医院住院手术,术中因血压低需用多巴胺维持,当多巴胺输入30ml时血压回升,2小时后血压平稳(140/80mmHg)。医生欲减少多巴胺浓度时,护士发现多巴胺是从硬膜外管输入的,此时多巴胺已进入80ml(64mg)。医生得知后,在家属在场的情况下批评了护士,因此家属认为是医疗事故。

经有关专家会诊一致认为,从硬膜外管注入多巴胺,对患者不会产生任何不良反应,但药典中尚无多巴胺经硬膜外管注入的使用说明。医患纠纷的发生是因为家属知道了真相,否则可以避免。

问题:
1. 究竟是否应该告知家属真相呢?
2. 如果告知,何时为宜?请从伦理上进行分析。

一、影响护医关系的因素

由于医生和护士分别来自不同的学历层次,医护人员在文化素质、技术水平、性格及兴趣爱好等方面都存在一些差异,加之市场经济下新的分配制度造成医护分配不平等,都是导致医护矛盾的主要因素。

(一)性格特征

社会心理学的研究表明,在医疗活动中,互补型性格常常有益于建立融洽的关系,就目前医护工作关系而言,医生往往是主动的,习惯给护士以指示,指导护士工作,而不接受护士参与决策过程,在这种情况下,一个从众型性格、内向型性格,并且情绪稳定的护士,就能很好地配合医生的工作,医护之间能建立起比较融洽的关系。

(二)心理因素

在医疗活动中,医护双方都会经常处于应激状态,对医生来说,承担的责任风险更大,不仅需要对患者作出正确的诊疗,而且还帮助患者解决某些心理和社会问题,一旦出现差错还要承担法律责任。当医生认为自己的能力不足以满足上述需求时,就会对自己所承担的责任感到焦虑,使自己的情绪处于应激状态;对护士而言,长期处于从属位置,被动工作,长期的日夜班周转,使生活质量有所下降,加上工作责任的重大,也会造成精神压力,如果得不到适当的调节,就会长期处于应激状态。当双方的心理应激过于激烈,超过了他们心理承受的能力,就可能产生愤怒、焦虑、恐惧等情绪,从而对护医关系产生不良影响。

WHO在多个国家或地区进行研究发现,有32%的医护人员存在不同程度的抑郁状况,而且女性多于男性,护士多于医生。可见,当特殊的工作性质和环境氛围使医生、护士个人产生情绪波动时,如果医护双方没有良好的情绪调解与自控能力,医生护士不注意自身心理素质培养,以低落的情绪去应对方时,必然使对方情绪受到影响甚至受到心理伤害。

(三)护医间的冲突

护医之间如果不能相互通理解,可能会发生以下冲突。

1. **角色冲突** 护医双方虽然都是医务人员,但双方在医疗过程中所处的位置不同,医生多处于支配地位,拥有较多的自主权,当护士不接受支配时或医生主动支配的要求较高时,就会造成护医间的冲突。医护双方对对方的期望不能作出满意的应答,医生按自己的时间表去安排工作,经常会打乱护理工作原本的工作程序。

对护士而言,医生不轻易采纳护士给予的各种意见和建议,加上护士执行三班轮换,在家庭和社会中担当照顾者的角色,形成长期自我牺牲,回避冲突,忍让他人等性格特点,长期的压抑,使生活质量有所下降,导致护士的情绪不稳定。再加上相当多的医院存在护士严重缺编的情况,部分护士承担了护理员的工作,长期工作压力大,过度疲劳而影响医护工作中的配合,从而造成医护之间不和谐。

对医生而言,在医疗活动中承担的风险责任大,既要对患者做出正确的诊疗,又要帮助患者解决某些心理和社会问题。一旦出现差错,要承担一定的法律责任。医生尽职尽责为患者服务,当最终仍出现大家都难以接受的局面,患者家属会大吵大闹,影响了医生也影响到护士的工作情绪,护士会埋怨医生。

2. 缺乏交流和理解 医生与护士的专业存在特殊性,加上现代化专业飞速发展,日新月异,知识不断更新造成医护间的不理解。护理规范要求严格,医生在了解不足的情况下造成医护间的矛盾而影响工作。例如,年轻护士与医生或者资历高的医生与护士一同值班时,处理应急问题意见不统一或是操作不熟练会影响下一步工作的进展,就会发生分歧,激化矛盾。医护之间缺少良好的交流、沟通、支持、尊重及理解,都会影响护医关系。

3. 科研方面的失衡 领导重视医疗,忽略护理现象普遍存在。如医生每年有固定的指标外出进修,并且参加各种学术交流会,获取更多最新的医疗技术和领先的治疗方案,应用于临床实践中,提高医疗水平。但有些医院领导对护理科研的认识不足,抱有偏见,很少组织护理人员学术交流等活动。随着医学和护理学的发展,护理科研越来越重要,对护士的工作和素质要求也越来越高。如护理人员缺乏文献检索知识就是阻碍护理科研发展的最大障碍。从整个医疗体系来看,护理专业的地位处于底层发展,受到限制,形成医护差距,影响医护之间的关系,造成互相间的不融洽。

二、护医关系中的角色期望

(一) 医生对护士角色的期望

(1) 充分了解病情变化和患者的心理状态,及时向医生汇报,并能在紧急情况下做紧急应对。

(2) 理解治疗方案的目的,及时而准确地执行医嘱。

(3) 根据护理工作中的所见所闻对诊断和治疗提出建议和意见。

(4) 了解患者亲友及其他人对诊断和处理产生意见,并向医生转达。必要时做好患者家属的工作,以保证医疗过程的顺利进行和成功。

(5) 熟练实施护理技术。

(6) 实事求是,敢于承担责任和压力。

(二) 护士对医生角色的期望

(1) 亲自了解患者的病情,做到及时诊治处理。并协助护士做好患者的心理疏导,做好对患者、患者家属、患者单位的必要的解释工作。

(2) 诊断正确、治疗得当、医嘱明确具体、治疗有效,能使病情迅速好转,从而使护士迅速从繁重的监护和护理工作中解脱出来。

(3) 医嘱内容准确、简明、便于执行,而且相对稳定,尽可能按病房医疗护理工作时间表的规定开医嘱、做各种临床处置。

(4) 帮助护士提高医学知识水平,尊重护士的工作,在患者及亲友面前树立和维护护士的威信。

(5) 随时保持与护士的联系,行踪预先通知护士,使护士能在紧急状态时迅速找到医生。

(6) 实事求是,敢于承担责任。

☞考点:影响医护关系的因素

案例 4-2 分析

1. 该案例属一般性差错(因给药途径错误),患者及家属对此有知情权,因此应告知家属真相,这是尊重患者或家属权利的表现,而且作为医务人员也应该诚实对人,有了差错就应如实地向患者家属说明,这是医德的要求。

2. 医生当着家属的面批评护士的方式是不恰当的。因为在事实经过及产生的后果不完全清楚的情况下,告知患者及家属会使他们产生误解,也会对患者造成不良的心理刺激。因此,医生违反了医疗保护的原则,也造成了不必要的医患纠纷。在事实真相弄清楚以后再告知家属真相和批评护士,有利于良好医患关系和护医关系的建立。

第3节 建立和谐护医关系

---案例 4-3---

某医院儿科收治一名高热患儿,经医生初诊"发热待查,不排除脑炎"。急诊值班护士凭多年经验,对患儿仔细观察,发现精神越来越差,末梢循环不良,伴有谵语,但患儿颈部不强直。于是,护士又详细询问家长,怀疑是中毒性菌痢。经肛门指诊大便化验,证实为菌痢,值班护士便及时报告给医生。经医护密切配合抢救,患儿得救。

问题:
请对护士的行为作伦理分析,符合哪些护理道德?

一、和谐护医关系的意义

(一) 保证医疗过程的完整性

医疗过程是医护间不断交流信息的过程,是治疗信息的传递和反馈不断循环的过程。在信息交流中任何一个环节的信息阻塞,都会影响整个医疗过程的顺利进行,良好的护医关系是保证医疗过程完整性的基本条件。

(二) 适应医疗过程的多样性

由于疾病的类型不同,患者的心理、社会状况不同,治疗手段和救治的缓急程度也必然不同。要求医生和护士在医疗过程中不断调整关系,以适应治疗过程的多样性,如在抢救患者时,必须主动配合、行动准确、迅速,对有思想顾虑的患者进行解释、安慰,进行心理治疗时,必须言谈一致,配合默契。护医关系是动态的,只有在信息交流中才能搞好协作,只有在协作中才能发现互补点,并各以其特定的专业知识和技能"互补",共同完成统一的医疗任务。

（三）医疗过程的非偏性

由于医护各自业务水平和医德修养水平的不同,在工作中都可能出现"角色偏差",并列平等的医护之间可以互相监督、互相制约,使医生护士不出现或少出现角色偏差,即使出现也能及时纠正。

二、护医关系的伦理要求

和谐的护医关系是医院日常工作顺利、高效进行的保障,医生和护士在工作中要遵循有效的原则,保证工作顺利开展的同时,也促进彼此关系的和谐发展。

（一）"患者第一"原则

"患者第一"的原则就是要把患者的生命、健康和利益,即把患者治疗上的需要和安全放在首位。护士严格执行医嘱,这是符合患者治疗上的要求的,所以是必需的。但是如果医生给出了危害患者的错误医嘱,按照"患者第一"的原则,护士就不应该执行,这不能认为是破坏了护医关系,而应该认为是在根本上维护了护医关系,因为这种关系的最高原则是患者生命安全和康复。当然,这种情况只是在护士的业务水平足以判定毫无疑问对患者有害的前提下,而且可以通过适当的方式,例如向医生提出疑问甚至正面提议修改医嘱等方式来进行。

（二）"尊重他人"原则

"尊重他人"的原则意味着护士尊重医生,同时也意味着医生尊重护士,因为护医关系是双向的,所以尊重也是双向的。这种尊重表现在许多方面,例如医生和护士都要意识到护医关系是一种平等的合作共事关系,任何一方都不应轻视、贬低另一方,同时医生护士都应该尽可能地在患者面前树立对方威信,使患者对整个医疗护理过程充满信心。

只要在"患者第一"和"尊重他人"的原则指导下,医生和护士之间相互尊重、彼此沟通、增强理解、互相帮助和互相协助。各自努力满足对方的角色期望,才能保证医疗过程的可靠性和高质量。维系良好的护医关系,需要了解对方对自己角色的期望。

三、建立和谐护医关系的技巧

（一）把握各自的位置和角色

医生和护士虽然工作的对象、目的相同,但工作的侧重面和使用的技术手段不尽相同。医生主要的责任是做出正确的诊断和采取恰当的治疗手段,护士的责任是主动地执行医嘱,向患者解释医嘱的内容,取得患者的理解和合作,不盲目地执行医嘱,如果发现医嘱有误,能主动地向医生提出意见和建议,协助医生修改、调整不恰当的医嘱。

（二）真诚合作、互相配合

医生和护士在医院为患者服务时,医生的正确诊断与护士的优质护理相配合是取得最佳医疗效果的保证,因此只有分工不同,没有地位高低之分。医护双方的关系是相互尊重、相互支持、真诚合作、不发号施令与机械执行的关系。

（三）关心体贴、互相理解

医护双方要充分认识对方的作用,承认对方的独立性和重要性,支持对方工作,护士要尊重医生,主动协助医生,对医疗工作提出合理的意见,认真执行医嘱。医生也要理解护理人员的辛勤劳动,尊重护理人员,重视护理人员提供的患者情况,及时修正治疗方案。

（四）互相监督、建立友谊

任何一种医院差错都可能给患者带来痛苦和灾难,因此医护之间应该监督对方的医疗行为,以便及时发现和预防,减少医疗差错的发生。一旦发生医疗差错,应该不护短、不隐瞒、不包庇,要给予及时纠正,使之不铸成大错。当然必须与人为善,不可幸灾乐祸,乘人之危打击别人。

（五）重视科研的发展

当今医疗技术的发展日新月异,疾病谱也越来越广,新型疾病的出现,要求医护人员水平要研究新课题,开展新技术。医生可以通过进修专科学习新技术,引进到自己的医院。医疗机构也应特别重视护理人员的继续教育,通过讲座,举办学习班,对外交流远程教育使临床护理人员在工作的同时接受深层次的教育,增强对健康的认识。个人的能力是有限的,医生和护士应该互相促进,互相学习,来提高整个医疗队伍的水平。

医疗和护理是医疗工作不可缺少的两个主要组成部分,在处理具体的护医关系时只有遵循互相配合、互相尊重、平等合作的原则,才能建立互相协作、互相信任的新型、和谐的护医关系,只有这样才能充分发挥医生和护理人员的积极性,发挥现代医院的整体效应,提高医疗质量和服务质量。

☞考点:和谐医护关系的意义

案例4-3分析

护士行为符合儿科护理"要细致观察,及时为医生提供病情变化的信息"的道德要求。由于护士对患儿仔细询问和检查,使之确诊,并及时配合医生抢救,患儿转危为安,这是履行道德责任的表现。

护士行为符合护患关系中"热爱本职,精益求精"的道德要求。由于该护士热爱护理职业,工作积极努力,刻苦钻研,做到技术上精益求精。因此,能善于观察,发现问题,及时处理。

链 接 >>

《护士条例》第十七条规定:护士发现医嘱违反法律、法规、规章或者诊疗技术规范规定的,应当及时向开具医嘱的医师提出;必要时,应向该医师所在科室的负责人或者医疗卫生机构负责医疗服务管理的人员报告。

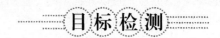

一、简答题

1. 何为护医关系?
2. 简述新型护医关系的内涵。
3. 如何建立和谐的护医关系?

二、填空题

传统的护医关系是_____型,新型的护医关系是_____型。

(李 欢)

第5章 护际关系伦理

> **学习目标**
> 1. 理解和谐护际关系的重要性
> 2. 会正确处理不同的护际关系

第1节 正确处理护际关系的必要性和伦理规范

案例 5-1

某科室护理人员常年存在小团体现象，有几位护士自我抱团，与其他护理人员关系疏远，经常背后议论某人或者在某位护士出现差错时嘲笑讥讽，使得这一科室人与人之间持续存在不信任，不尊重的现象，导致该科室整体护理水平下降，医疗事故偶有发生。

问题：
该科护士之间的关系缺失哪些道德要求，应如何处理？

护际关系主要是指护理人员在护理业务领域中所发生的同行之间的关系，是护理伦理研究与协调的主要人际关系。良好的护际关系，是圆满完成医院护理任务、为患者提供优质服务、提高护理质量的重要条件，也是护理道德对护士职业素质的必然要求。护际关系伦理是指在护理实践中形成的，规范、调整护理人员相互之间、护理人员与其他医务人员之间关系的道德原则与行为规范的总和。

一、和谐护际关系的必要性

护理工作是整个医疗卫生工作的重要组成部分，在医疗护理工作中，正确处理护际关系，保证护士之间协调配合是完成护理任务、保证患者利益、提高医疗质量的极其重要的条件。

(1) 建立和谐的护际关系是人的基本需要，每一位护理人员均需要一个和谐的人际环境。

(2) 和谐的护际关系是提高护理群体凝聚力和工作效率的前提。

(3) 良好的护际关系促进护士的自我发展和自我完善，提高整个社会护理行业水平；不良的护际关系影响护士的身心健康，损坏护理行业整体形象，降低护理行业整体水平。

二、护际关系伦理规范

（一）相互尊重，团结协作

在护理工作中必须尊重他人的意见，尊重他人的人格，出现矛盾时及时沟通，主动协调。护际人员之间应相互协作，取人之长，补己之短，共同维护患者利益与社会公益。

（二）相互信任，相互支持

信任是相互支持协作的基础和前提。护理人员要立足于本职工作，充分发挥自身的积极性、主动性和创造性，以自身的能力既要赢得本科室其他人员的信任，也要赢得其他科室工作人员的信任。

护理人员由于分工的不同，相互支持显得尤为重要，任何疏忽和失误都会给患者带来难以弥补的危害。因此，护理人员之间应该相互支持，搞好团结，一切从患者出发，共同把护理工作做好。

（三）互助互励，共同进取

护理人员之间不仅存在着职称、学识、技术经验、思想认识的差别，也存在着阅历、家庭、个人身体等方面的差异，但大家的目的都是照顾患者，为了患者的利益。当有同事遇到困难时，尽自己的能力去帮助这些需要帮助的同事，是营造轻松、愉快、和谐的工作环境的重要环节。

所谓互励，就是相互勉励、共同进步，是处理同行关系的道德准则。在护理人员之间，各自的年资不同，学历和品格也有差异，相互学习和勉励，可以互补长短，实现护理人员的共同进步。

> 考点：护际关系的伦理

案例 5-1 分析

根据该科护士表现，说明了该科护士没有遵守护际规范，缺乏护士之间的相互尊重，团结协作；相互信任，相互支持；互助互励，共同进取的道德规范。

该科护士应在护士长的领导下认真学习护际关系伦理的必要性及伦理规范，学会批评和自我批评，认真总结，争取扭转科室现有的不良风貌。

第2节 护际关系的协调

案例5-2

护士小张,工作认真负责,工作期间从未出现医疗事故与医患纠纷。但在处理与科室同事关系时,经常因语言不当引发其他护士不满,自己并未意识到。护士长听说后,未进行详细的调查,直接告诉小张,说她对待同事态度恶劣,引起同事极大反感。小张开始时耐心听取批评,后来想做进一步解释,但护士长把手一摆:"这件事情我不想听解释,你以后要多注意"。护士长的处理使小张闷闷不乐,对工作失去了积极性,险些造成差错。

问题:
1. 小张护士碰到了哪些护际关系?应如何处理?
2. 护士长在处理问题时出现了哪些不妥?应如何处理?

护际关系包括同一科室内护理人员之间、各科室护理人员之间、护理队伍上下级之间的关系,还包括护理人员与护工之间的人际关系,护理人员与实习护生之间的人际关系以及护医技科室工作人员、行政后勤人员间的关系。正确的认识和处理不同的护际关系是集体凝聚力和工作效率得以提高的前提,是护理人员自我提高与自我完善的前提。

一、同科室护际关系及伦理

（一）同等年资护理人员之间的人际关系及伦理

同等年资护理人员的人际关系是一种平行的人际关系。同等年资护理人员的年龄、学历、工作阅历基本相同,观察问题、思考问题和处理问题的角度也基本相似,这就使得他们之间有更多的共同语言,比较容易理解和沟通。但由于同等年资的护理人员更容易面临同样的表现机会、晋升机会,这样反倒易使彼此之间产生竞争心理,有的会表现出嫉妒甚至忌恨心理。如何处理同年资护理人员的关系,就要认真寻找、观察、分析和掌握这种关系的规律,发扬积极因素,规避消极因素。

在处理同年资护理人员之间的关系时,应注意以下几方面。

1. 互相尊重,互相学习　相互尊重是人和人交往的基本准则。护理人员之间相互尊重彼此的独特个性,自由而持久地交换意见,可以共享不同的人生经历、人生体验。护理人员之间相互学习,可以取长补短,共同进步,共同提高。

2. 以诚相待,与人为善　在当今这样一个需要合作的社会中,人与人之间更是一种互动的关系。只有去善待别人、帮助别人,才能处理好人际关系,护际关系也应当遵循,从而获得他人的愉快合作。孟子曾经说过:"君子莫大乎与人为善"。那些慷慨付出、不求回报的人,往往更容易获得成功。

3. 宽以待人,善于制怒　我们要学会宽以待人,善于制怒,这是非常必要的。在临床护理工作中学会换位思考,己所不欲,勿施于人。只有这样才能更好地处理同事之间的关系,否则,就会在人与人之间筑起一道道鸿沟,严重影响整个工作效率。

4. 关心他人,团结协作　在临床护理工作中,应大力提倡护理人员之间互帮互助,发扬团结协作精神,学会关心他人,树立集体感和责任感。

在护理工作中需要不同医学专长的护理人员的全力配合、齐心协力。在工作中,只有相互之间的关系处理得当,才能为患者的健康需求提供良好的护理服务,从而提高整个护理品质。同事之间在事业上才能相互促进,共同进步。

（二）高年资与低年资护理人员之间的人际关系及伦理

高年资与低年资护理人员的人际关系是一种师徒关系,主要通过"主任护士-主管护士-护士"三级负责制来体现的,这种关系是传授护理知识,继承临床护理技能和经验的主要途径。

高年资护士是指40岁以上或护龄20~35年、主管护师及以上职称,具有一定科室管理能力的临床护士。她们临床经验丰富,独立工作能力较强,能较好地处理各种应急事件,是护理专科化发展的业务骨干和重要资源,在培养带教低年资护士中起着不可替代的作用。但高年资护士往往学历较低,而目前临床教学要求较高,如对英语、多媒体操作的掌握,给其从事临床带教工作带来了较大的困难。

低年资护士是指中等专科学历5年或本科学历2年以下护龄的护理人员,进入工作岗位时间较短,独立工作及分析、解决问题的能力较弱。所以,做好低年资护士的在职培训教育是一项十分重要的工作,需要由临床高年资护士来承担。

高年资护士带教过程中要为人师表,言传身教,爱护和培养低年资护士,从思想教育入手,加强职业道德教育,重视专业知识及理论知识的传授,从而全面提高低年资护士的工作能力。低年资护士要尊重高年资护士,爱岗敬业,虚心学习,努力提高自身临床工作能力。

(三)护士长与护士之间的关系及伦理

护士长与护士之间的关系在工作中是上级和下级，领导和被领导的关系，但在人格上是平等的关系。这种关系是在长期相互交往、配合、支持、信任、理解、关心的基础上建立起来的。

作为领导，护士长要慎用手中的权力，做到以身作则、严于律己、一视同仁、平易近人。首先应了解护士的需求，经常深入护士中进行调查研究，倾听护士的心声，做护士的领头人，但又不能以领导自居。在处理问题时，讲究方法。有了成绩，应看成大家努力的结果，出现差错事故，应主动承担责任。对护士，要做到在生活上关心、工作上指导、思想上帮助，做护士的知心人。作为下级，护士应尊重服从领导，虚心学习技术与经验。彼此坦诚相待，认真严谨的紧密配合，相互协调顺利完成工作任务，使护理质量得到提高。

(四)护理人员与护工的关系及伦理

护工是一种新型的职业，是指在医疗机构中，由病家聘用为患者提供日常生活照料的社会人员。临床护理人员从事的护理工作中大约有3/4是护理专业性的，1/4是非护理专业性的工作。在目前国内无助理护士的情况下，由护工来承担非护理专业性的工作非常必要。所以，护工工作既是护理工作的组成部分，又是护理人员工作的延伸和补充。

在日常工作中，护理人员与护工分工明确，共同协作，为患者康复服务，争取使陪护质量与护理质量实现无缝衔接。

(五)护理人员与实习护生的关系及伦理

培养和造就德才兼备的优秀护士，不仅是护理事业发展的需要，也是每个带教护士义不容辞的光荣义务。

(1)带教护士要掌握批评技巧，尊重实习护生，耐心带教。护生在实习中，希望能胜任工作，有成绩，获得相应的荣誉，只有在这些需求得到满足的情况下，护生才能具有自信的感觉，觉得工作是一种享受，这些需求一旦受挫，就会导致其情绪低落、注意力不集中、不钻研业务等。因此，在带教前首先对护生进行知识、技能、态度等方面的综合评估，因人施教，制定出合理的带教方案。其次，在带教过程中应以身作则，言传身教，自己的一言一行对初次接触临床的护生有非常重要的首因效应。

(2)带教护士要努力钻研业务，提高教学水平。为提高带教水平，带教护士要不断更新知识，扩大知识面，努力提高教学能力，提高带教水平。

(3)带教护士要大胆带教，严格要求。在临床带教中，对实习护生不能无故指责，也不能放任自流。作为带教老师，有责任为实习护生提供实践的机会，在保证不发生医疗事故的前提下要放手锻炼护生临床操作能力。对实习护生应严格要求，不同类型的学生采用不同的带教方法：对学习不刻苦，不懂装懂的护生，要多提问、多考试，督促她们刻苦学习，勤学好问；对工作马虎，粗枝大叶的护生，要加强她们的基本功训练，养成审慎细致地工作作风。

(4)实习护生要尊重带教老师，刻苦努力，虚心求教，循序渐进，不可脱离实际、好高骛远，为以后的临床护理工作打下坚实的基础。

二、各科室间护理人员及其他各部门关系及伦理

随着医学科学的发展和系统化以及整体护理的开展与实施，护理工作已由以往的功能制护理正转为整体化护理，护士由原来的被动执行医嘱转为主动独立地处理患者的护理问题。护理工作的范围愈加广泛，与各科室之间及其他各部门的关系更加紧密。因此，协调好护理人员与各科室之间及其他各部门的关系十分重要。

(一)各科室间护理人员关系及伦理

虽然护理人员所处科室不同，在临床护理中进行的护理工作也有所差别，但工作的目标却是一致的，都是为了患者的康复。彼此间的工作态度、技术水平、服务质量的差异，对患者的治疗以及预后都会产生较大的影响。所以各科室间的护理人员应互相配合，彼此支持才能达到最好的护理效果。

(二)护理人员与医技科室人员关系及伦理

在日常工作中护理人员与医技科室关系密切而频繁，如送检标本、核对结果、领取药品、协助患者进行特殊检查等，这些都需要医技科室人员的配合和支持。所以，护理人员必须熟悉和掌握医技科室的工作特点和规律，医技科室也必须为诊疗、护理提供及时准确的依据。双方应本着互相尊重，相互配合，相互支持的原则，共同为患者康复努力。

(三)护理人员与行政、后勤人员关系及伦理

医院行政人员是指从领导部门到职能部门的工作人员，都要树立为临床医护工作服务的思想，要支持护理人员的工作，维护其正当权益。同时，护理人员也要尊重行政管理人员，既要如实反映临床护理第一线的需要，又要树立全局意识，支持他们的合理决策。

后勤工作是医院工作中必不可少的重要组成部

分,它负责对物质、仪器设备、生活设施的提供和维修,作为医院的保障和支持系统,在协助完成医疗、教学和科研任务中占有重要的地位。在要求后勤人员树立为临床第一线服务意识的同时,也要求护理人员尊重其辛勤劳动,要学会换位思考,后勤工作只是分工不同,没有高低贵贱之分,应充分认识到后勤工作的重要性。

☞考点:如何处理各种护际关系

案例 5-2 分析

1. 护士小张在工作中遇到了同等年资护理人员之间、高年资与低年资护理人员之间及护士长与护士之间的关系的人际关系。在处理这些关系时应遵循护际关系伦理进行。

2. 护士长在处理问题时,没有做到详细地调查研究,思想上也没有对下级进行耐心地帮助,工作不够细致,以致本科护士出现工作失去积极性,乃至出错的现象。

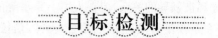

简答题

1. 护际关系中的伦理规范有哪些?
2. 如何处理同科室护理人员之间的关系?
3. 如何处理不同科室间护理人员之间的关系?
4. 如何处理护士与护工之间的关系?
5. 如何处理带教护士与实习护生之间的关系?

(张艳慧)

第6章 护理人员与公共关系伦理

学习目标
1. 理解护理人员与公共关系的特殊性
2. 掌握与社会公共关系的伦理准则

随着科学技术快速发展,社会取得前所未有的进步,医学模式也已从生物医学转变为生物-心理-社会医学模式,医疗卫生服务已从以疾病、医疗为重点向以人的健康为重点转移。为满足社会及新的医学模式的要求,护理工作范围也由医院扩展到社会各个领域,从而担负起预防、保健,增进人类健康的重任。所以,护理人员必须走出医院大门,面向社会、走向基层进行公共卫生护理。而作为基层的社区卫生服务已广泛应用于城市和农村,是一种综合性的基本卫生服务,是提高社区居民健康水平的重要保障。世界卫生组织认为,卫生服务必须实行"社区化"原则。面对不同年龄、家庭环境、文化程度、宗教信仰、健康状况、经济收入、个性爱好、社会背景的护理对象,社区护理人员不仅要掌握过硬的护理技术,更应掌握人际交往的伦理原则。

第1节 护理人员与公共关系的特殊性

案例6-1

护士小李是一名成熟全面的社区护士,她在开展护理服务时进行了积极的探索。她经常深入社区居民中间发放"你想得到哪些帮助"的征求意见表及相应常见疾病的健康指导卡,受到社区居民的欢迎,在开展社区护理多种服务时也能得到社区居民的大力支持。

问题:
1. 护理人员与公共关系的特殊性有哪些?
2. 小李如何运用自己的工作能力开展工作的?

一、工作对象和内容的特殊性

社区护理以健康为中心,以社区人群为对象,以促进和维护社区人群健康为目标。服务对象为个人、家庭和整个社区人群,以妇女、儿童、老年人、慢性病患者、残疾人等为重点,融预防、保健、医疗护理、康复、健康教育、计划生育指导等为一体的基层卫生服务。社区护理工作的范围非常广泛,包括保健服务、康复服务、慢性身心疾病患者的管理,急、重症患者的转诊服务、临终服务等。

二、工作能力要求的特殊性

(一)人际交往、沟通能力

社区护理工作既需要其合作者的支持、协助,又需要其护理对象的理解、配合,所以社区护士应有较强的人际沟通能力。

(二)综合护理能力

综合护理能力主要包括各专科护理技能及中西医结合的护理技能。社区护士即是全科护士,在工作中,要应用到内科、外科、神经科、精神科、中医科以及老年和康复等方面的护理技能。因此,社区护士必须具备各专科护理技能及中西医结合的护理技能,才能满足社区人群的需求。

(三)独立判断、解决问题能力

社区护士常常处于独立工作状态。独立地进行各种护理操作、运用护理程序、开展健康教育、进行咨询或指导。此外,无论是社区的服务站还是患者的家里,其护理条件及设备与医疗机构均有差距。因此,独立判断、解决问题或应变能力对于社区护理人员非常重要。

(四)预见能力

预见能力主要应用于预防性的服务,而预防性服务是社区护士的主要职责之一。社区护士有责任向患者或残疾人、家庭及健康人群提供预防性指导和服务。

(五)组织、管理能力

社区护士一方面要向社区居民提供直接的护理服务,另一方面还要调动社区的一切积极因素,充分利用社区的各种资源大力开展各种形式的健康促进活动,需要一定的组织、管理能力。

(六)调研、科研能力

社区护士不仅担负着向社区居民提供社区护理服务的职责,同时也肩负着发展社区护理、完善护理学科的重任。首先,护理学是一门不断发展的学科,护理人员只有不断地学习,才能适应护理学的发展。其次,社区护士应具备科研的基本知识,能独立或与他人共同进行社区护理科研活动。

（七）自我防护能力

社区护士的自我防护能力包括法律的自我防护及人身的自我防护。社区护士常常在非医疗机构场所提供有风险的医疗护理服务,如在患者的家中进行静脉输液。社区护士应加强法律意识,不仅要完整记录患者病情,还要在提供一些医疗护理服务前与患者或家属签订有关协议书,以作为法律依据。

三、工作开展的特殊性

（一）开展社区护理预防方面的工作

社区护理应认真执行上级部署的卫生工作任务,积极开展各项业务活动；建立和完善社区护理工作的各项规章制度；积极开展社区预防工作；正常开展社区医疗工作；注重抓好康复和健康教育工作。

（二）开展社区护理保护方面的工作

及时开展卫生防疫工作；注重开展孕产妇和婴幼儿的系统管理；注重加强社区的卫生管理。

（三）开展社区护理促进方面的工作

注重加强社区内卫生健康的宣传和培训；积极开展有益身心健康的文体活动。

（四）开展完善社区护理机构和人员培训方面的工作

进一步加强社区服务机构的建设；进一步加强社区护理人员的培养。

☞考点：护理人员与公共关系的特殊性

案例6-1分析

1. 护理人员与公共关系的特殊性有：工作对象和内容的特殊性,工作能力要求的特殊性,工作开展的特殊性。

2. 小李主要是充分运用了自己的人际交往、沟通能力并结合自身的医疗护理知识开展工作。

第2节 护理人员与公共关系伦理准则

案例6-2

刚刚退休的郑老先生有慢性胃病,每次就诊他都要花半天时间到一家专科医院,他认为社区护理服务大都只停留在表面上,如询问病史、检查身体而已,而社区护士也就是打针、测血压还在行。

问题：

1. 郑老先生对社区护理人员存在有哪些偏见？这些偏见由哪些原因导致？

2. 作为社区护士应该如何开展工作让社区人群信任、满意？

一、面向基层,服务社会

护理人员向个人、家庭及社区提供的健康服务,是维护社区居民健康的第一道防线。它以社区居民群众为对象,以社区居民充分参与合作为基础,以开展健康教育、提高社区居民健康意识、预防接种、计划免疫、妇幼保健及改善环境为目的。由于社区居民年龄段不同,健康状况不同,其健康需求多种多样。这就要求护理人员要一视同仁,文明礼貌,积极进行卫生科普和预防疾病的宣传教育,做好疾病的社会调查,满腔热情地提供服务,为增进社会群体健康而贡献自己的力量。

二、坚持原则,严守制度

护士在社区卫生服务中,要坚持维护社会整体利益的原则。另外,社区护理工作有严格、具体的操作规范,护理人员应严格要求自己,严格执行操作规程,遵守各项规章制度。

三、任劳任怨,持之以恒

社区成员扮演着多种社会角色,有着不同的社会分工和社会地位,开展社区护理要争取当地各个部门的支持与合作,直至取得每个家庭的支持和配合。这就决定了社区护理人际关系的多样性,面对此类多种多样又相对稳定的人际关系,视患者如亲人、任劳任怨、持之以恒就显得格外重要。

四、钻研业务,不断提高

社区护理保健的特点之一是综合性服务,这就要求护理人员首先要成为一名"全科护士"。护士只有具备了多学科知识的理论和技能,才能够胜任工作。如社区护理人员既要对重点患者进行身心整体护理,又能在伤病现场进行初步急救；既能指导患者进行恢复期康复锻炼,又能开展健康教育和卫生科普知识宣传；既能开展社区卫生防疫,又能熟悉药品、器材的购买和使用。这些都要求护理人员具有综合性服务的能力。又如慢性病无需住院者、骨折恢复期功能锻炼者、化疗给药者、作动态观察的心脑血管患者等,都需要接受社区护理服务,不具备全科护士的素质就难以胜任此类工作。因此,社区保健中的护理人员,应拓宽知识面、刻苦钻研业务,对技术精益求精,不断提高。

考点:护理人员与公共关系伦理准则

案例6-2分析

1. 郑老先生对社区护理服务仍然停留在比较传统的观念上,认为社区护士仅仅会打针、测血压,没有深入了解现在社区护士的工作情况。

这些偏见主要由于我国社区护理起步晚、不发达造成的。

2. 作为一名社区护士我们要深入到社区群众之间,进行宣传,开展服务,坚决遵守"面向基层,服务社会;坚持原则,严守制度;任劳任怨,持之以恒;钻研业务,不断提高"的准则,把社区护理事业做好。

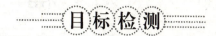

简答题

1. 社区护理人员与公共关系有哪些特殊性?
2. 社区护理人员与公共关系伦理准则有哪些?

(张艳慧)

第3篇 护理实践伦理

第7章 不同公共区域的护理伦理

学习目标
1. 理解不同公共区域的护理特点
2. 明确各公共区域的护理伦理要求

第1节 门、急诊护理伦理

案例7-1

患者的控诉

患者李先生控诉：前天晚上回家路上膝盖被摔伤，昨天去医院挂号看外科，告知要去三楼，我只能忍痛爬上楼去，到楼上外科后找了半天没见到医生，后来正好过来一名戴着眼镜的中年护士，我上前询问医生的下落，她当时态度很不耐烦地说"今天医生不在"，然后就走到对面的房间去了，当时我特不爽，当一个患者询问护士的时候，她不应该表现出关切的态度吗？冷冰冰的给我一句"今天医生不在"，那我应该怎么办？今天白来一趟？当时我追进去接着询问"医生为什么不在？门上明明写着周一到周五是工作时间的，现在是周三，为什么可以不在？"那个护士还是很不屑的态度说"不在就是不在！"

问题：
请对该护士的言行进行伦理分析。

一、门诊护理特点及伦理

门诊是医院工作的第一线，是患者在医院治疗的开端，门诊工作质量及服务态度的好坏，直接关系着患者诊疗、护理效果及医院的社会声誉。因此，了解门诊护理特点，成为提高门诊护理人员工作质量的重要保证。

（一）门诊护理特点

门诊护理工作涉及接诊、分诊及诊断、治疗的全过程。现代综合医院门诊部护理工作具有如下特点。

1. 岗位多、工作杂、组织管理任务重　门诊护理工作主要涉及咨询服务、预检分诊、导医服务、挂号、抽血、注射、健康咨询、手术护理、门诊治疗、体检、急救等，同时还包括检诊室及各分区管理、卫生清洁及协调门诊与住院部各科室、门诊各部分之间的工作协调。门诊护士任务重，工作多，而且随着医疗科技的发展和社会需求的增加，门诊部的设置、服务范围也在不断拓展。

2. 患者数量多、人群杂、病种多、变化快　门诊护士每天都要面对大批量的患者，这些患者来自于社会各个阶层，来自于不同的地区，年龄阶段和病情特点各不相同。

3. 专业性与服务性并重　门诊护士需要在较短时间做好对患者的病情观察、预检分诊和辅助处理。不仅如此，患者出现任何病情变化和突发情况，都需要护士做好应急处理。这其中需要门诊护士有着较强的判断能力及扎实的专业知识。

（二）门诊护理的伦理问题

1. 工作态度中存在的伦理问题　门诊人流量大、病种多，患者不熟悉医院环境，咨询问题多。而护士工作繁忙琐碎，压力大，容易产生烦躁心理，在面对患者时往往缺乏耐心、态度冷漠、语气生硬、表情呆板。有些护士甚至斥责患者，对患者出现的问题不管不问。这样的工作态度对患者的心理造成不良影响，一部分患者会出现紧张、焦虑的心情，害怕医院的环境，不利于病情的治疗；还有一部分患者感到不满意，对医院失望、愤怒，容易和医院产生矛盾和纠纷等。

2. 关于保护患者隐私方面的伦理问题　门诊护理工作涉及各种检查及工作，护士在辅助医生工作和执行医嘱过程中，涉及患者的隐私部位时，往往觉得"这没有什么"，不注意为患者遮挡，长时间暴露患者身体的敏感部位，或未经患者同意，就带其他护士或者实习学生观摩，这对患者的心理产生不良影响，也是对他们隐私权的不尊重。

3. 缺乏慎独修养导致的伦理问题　慎独是极其

重要的护理伦理规范,是护士从"他律"向"自律"转化的典型表现。在门诊的注射室等科室,护士单独值班时,常见的伦理问题是不按时观察病情及巡视,不按照标准方法执行操作,有的护士给患者只做治疗,不做健康教育,有的护士将患者药物污染或者浪费药液而不纠正,这都是缺乏慎独修养的表现。

4. 特殊患者的护理伦理问题　当前社会对艾滋病、乙肝等传染病的了解还不够,而门诊护士又有受皮肤针刺损伤的危害,所以相当多的人员对这类患者仍存在恐惧心理,采取避而远之的态度,有的护士对这些患者议论纷纷,指指点点,这都对患者的心理造成了伤害。

（三）门诊护理中的伦理要求

1. 热情关怀、高度负责　护理人员应当积极了解患者存在的生理及心理问题,想患者所想,急患者所急。首先,热情接待患者,特别对于出诊患者,应主动介绍医院的环境及规章制度,对于患者提出的问题,应耐心解答,对患者的病情应予以同情,满足患者被关心的心理需求。其次,合理安排患者就诊,护理人员应根据患者病情、症状合理安排就诊,一般情况按照挂号顺序就诊,但遇到危重、老年、残疾等患者可提前安排就诊。最后,对于需要进一步检查及治疗的患者,要做好指引和协助工作。对于患者出现焦虑、恐惧等心理问题应给予心理疏导和安慰。

2. 尊重隐私、提高修养　护理人员在工作中能够获悉患者的病史、症状、家族史等,这些资料属于患者的隐私,不能泄露给其他人。在门诊护理操作时,需要暴露患者隐私部位时,要给予耐心解释,并且在操作时予以遮挡保护。

3. 科学严谨、准确无误　护理人员在工作过程中,必须尊重科学,实事求是。在门诊治疗的患者,即使只是简单注射,也要认真核对医嘱,做好"三查七对"以及观察患者的反应等。对于需要紧急处理的情况,要做到忙而有序,快中求稳。

4. 环境优美、安全舒适　环境的好坏直接影响患者的心理。优美、安静的环境可以缓解患者就医时的焦虑心情,整洁的环境还可以减少患者之间交叉感染的机会。

二、急诊护理特点及伦理

急诊室是抢救患者生命的重要阵地,急诊抢救的目的是以最快的速度,在最短的时间内,采取最有效的措施,治疗急性发作的疾病,缓解症状,为下一步治疗争取时间。

（一）急诊护理的特点

1. 时间性强　急诊科的特点就是"急",从院前抢救到院内救治,无论哪一个环节,都必须争分夺秒。急诊科的工作人员每天都在忙碌着,车祸、工伤、斗殴、急症重病、昏迷……无数个徘徊在生死边缘的患者被不断地送到这里。急诊科,是一个无硝烟的战场。

2. 随机性强　急诊科的患者虽然根据季节和外界环境的变化,存在着一定的规律性。但是,急诊患者就诊的时间、数量、病情危重程度以及一些意外事件都难以预料,所以整体上,急诊科患者还存在很大的随机性。因此,在急诊科,要做好时刻抢救的准备:抢救仪器定人保管,定时间检修;抢救物品和药品及时补齐;抢救人员随时待命,应急突发事件。

3. 灵活、综合性强　急诊患者发病急骤,变化迅速,病情复杂,往往涉及多系统、多学科、多器官,因此要求急诊科工作人员对病情的判断要灵活、全面。必要时采取多科会诊,及时判断患者病情,制定综合诊治方案。

（二）急诊护理的伦理问题

在急诊中,"时间就是生命",护理人员应当争分夺秒的配合医生对患者进行抢救,稍有耽搁和犹豫,就会错过最好的抢救时机,但是急诊工作复杂多变,护士常会遇到一些伦理问题。

1. 及时诊治与患方意愿矛盾问题　急诊患者病情危重,需要得到及时快速的救治,护理人员应当尽快缩短从接诊到抢救的时间,全力以赴投入抢救并应对各种复杂情况的发生,以保证患者抢救的成功。通常情况下,患者及家属都是积极配合抢救的,但是在临床上也有一些特殊情况。

▶▶▶ 案例7-2

患者李女士,35岁。因胃溃疡合并大出血,由其夫护送到某医院急诊。夫妇俩的宗教信仰认为输了别人的血是一种罪恶,终生不得安宁。尽管医生再三劝她输血治疗,说明不输血会有生命危险,但她仍拒绝输血。此时,患者面色苍白,呼吸急促达32次/分,脉搏快而弱,血压低至60/40mmHg。此时,其夫表示同意输血,但患者却用低弱的声音回答"不要违背我的信仰"。这种情形,应该如何处理?

患者因为宗教信仰拒绝输他人的血,这样导致的结果就是危及自身生命,而护理人员本着人道主义精神,也不能坐视不管,任凭患者固执己见,临床这样的案例也不鲜见,相类似的还有自杀患者等。

2. 无名氏患者的急救伦理　无名氏患者指被送至医院时处于昏迷状态,生命垂危,不能提供自己姓名、年龄、家庭住址及亲属联系方式的患者。目前,随着流动人口的增多,城市120呼叫网络的完善以及人民急救意识的增强,无名氏患者已呈逐渐增加的趋势。

> **案例7-3**
> 患者男,无名氏,因胸部刀口伤昏迷路边被群众发现,被120急救车送至急诊科时意识不清醒,无家属陪伴,随身携带物品不能提供家庭住址及亲属信息,没有人为患者提供治疗费用。而患者情况十分危急。此时,作为医护人员,应当如何处理?

根据资料统计,无名氏患者大致可以分为四类:一是交通事故等意外情况时,肇事者逃逸,而患者伤势严重;二是在外自杀被群众发现送就医者;三是精神疾病患者或流浪人员;四是一些疾病急性发作者,如癫痫、脑血管意外等。其中以交通事故患者和自杀患者占多数,约占到40%～50%。急诊无名氏患者中的多数患者病情凶险,生命垂危,无法详细了解既往病史、发病情况等,医护人员只能依靠体格检查和临床经验进行病情判断和治疗,使救治的困难性大大增加。同时,因为治疗费用不足或无着落,进一步妨碍了抢救。此外,无家属在场,医疗措施是否实施,救治方案如何取舍,无人签字的紧急手术是否开展,输血、输液通道是否要建立等一系列问题使得护理人员处于两难境地。

3. 害怕担责任,承担风险 有的护理人员在救治一些极危重症患者过程中,害怕抢救不成功而担责任,拒绝接诊,让患者转到其他医院救治。有的患者有特殊传染病如艾滋病等,护士担心出现医院内传染而推脱不治。有的患者因为付不起医疗费而被驱逐出院。部分患者因为时间耽搁而失去了救治的机会,丧失了宝贵的生命。

（三）急诊护理的伦理要求

1. 坚持救死扶伤观念 护理人员应当牢记"人的生命是第一位的",无论患者是怎样的情况,都要当机立断,在左右为难时迅速选择,在任何场所发现急、危重病员都要进行救治。护理人员应重视和尊重患者的生命价值、人格与尊严,任何推诿患者、见死不救的现象都将遭到强烈的谴责。

如果患者拒绝救治,应当先搞清楚患者出现此状况的原因,从源头上将问题解决,保证抢救顺利进行,必要时对患者实施心理护理和疏导。

2. 提高自身职业道德修养 患者往往都有些不良情绪如焦虑、恐惧等,前来就诊期望能得到医护人员的精心治疗和精神上的安慰,医护人员应满足患者的这种需求,像对待亲人一样对待患者。在语言、行为、态度上都应具备良好的素养,严格以护理道德准则要求自己,对患者一视同仁。每个人的生命都是神圣的,接受治疗的权利是平等的,护士不能戴有色眼镜看患者,不能因为患者的经济情况和社会背景来歧视患者,出现医疗不平等现象。

☞考点：急诊科患者的护理伦理要求

案例7-1分析

此案例中护士态度冷漠,语气生硬,违反门诊护理伦理道德。应该加强自身修养,对患者关心、耐心、细心,认真介绍医院状况,替患者分忧解难。

案例7-2分析

此案例涉及尊重患者自主权与治疗利益的矛盾。最佳选择是医生请其夫动员患者接受输血治疗,医生本着救死扶伤的人道主义原则也应立即实施。但是,如说服不通,让其丈夫写出拒绝输血的书面材料,医生可以尊重患者的宗教信仰。

案例7-3分析

护理人员应当牢记"人的生命是第一位的",无论患者是怎样的情况,都要当机立断,在任何场所发现急、危重病员都要进行救治。护理人员应重视和尊重患者的生命价值、人格与尊严。

第2节 病房护理伦理

> **案例7-4**
> 一名优秀护士工作的片段:一天中午,我接班后,发现一位肾绞痛患者的药盒中放着一片中效磺胺,我以为是上午发的药未服,经询问,才知道是中午发的,我想按常规,这药一天两次就行了,怎么中午又发一片呢?查看医嘱,发现医嘱上写的是一天三次,经请示改正了这条医嘱。
> 问题:
> 该护士的做法符合哪项病房护理的伦理要求?

一、病房护理特点

患者一旦住进病房,就和病房护士建立起了护患关系,这种关系包含契约与信托,如何执行医嘱积极照护患者,如何维护患者隐私等便成了促进护患关系的重要环节。

（一）管理难度大

病房管理涉及面广,包括病房器械和药品、患者和家属、医嘱和病历等。病房管理的核心是以患者为中心的人的管理,人员来源复杂,病情各不相同,性格迥异、对疾病的态度和认知不相同,对每个患者的护理措施也不相同。各种情况交织在一起,加大了护理管理的难度。

（二）服务时间长

住院患者所接受的治疗和护理是连续性的,二十四小时不能间断,护理人员对患者的服务时间长。期间必然有不同护士的交接班,同一班上也有不同的护理分工,这其中,如何保持护理的连贯性和对患者服务程度优质性,需要有良好的组织与协调。

（三）工作任务重

病房护士从患者入院起,就开始安排床位、建立病历、搜集患者资料、进行护患沟通、执行医嘱、记录患者的治疗情况等。在这些繁琐的过程之中，护理人员需要付出体力上和心理上的双重劳动。

二、病房护理伦理问题

（一）患者的知情同意与医方善意保密的矛盾

患者是医疗行为的承受者，享有对自己疾病及其诊疗护理的知情同意权。但是，在临床上，是不是每种疾病情况都适合及时地告诉患者呢？心理学研究结果表明：那些患有预后不良疾病的患者或临终患者如果知道自己所患疾病的真实情况，很可能会影响治疗或加速死亡。因此，在临床上，有时候为了减少患者的心理负担，争取有一个较好的治疗效果，医护人员采取了讲"善意的谎言"。

这种善意的谎言有时候会起到较好的效果，也得到了患者家属的支持，但是又与患者自己的知情同意权发生了矛盾。

> **案例7-5**
> 患者孙先生，35岁，单身。近日因大便性状有改变，怀疑自己患胃肠疾患而带着沉重的心情到某医院检查。经直肠镜及组织切片检查，确诊为直肠癌。医护人员见其精神状态不好，唯恐刺激本人，只对其亲属讲了病情并决定收入住院作直肠癌根治术。术后，医方将手术情况告知患者，患者十分恼火，要求追究医方的责任。

从以上案例不难看出，医护人员为了减轻患者的心理负担，善意地对他隐瞒了病情。可是该患者却认为医方剥夺了自己的知情权。

遇到这种情况我们应当注意：如果需要对患者隐瞒病情，需要征得医生和患者家属的同意，并保持口径一致。等到患者可以承受事实时，要及时、客观地陈述病情。

通常情况下，病情需要患者和家属的共同知情同意，有家属签字。但在临床上，有些患者虽有知情同意权，但是自身丧失了理性判断的能力，可让其亲属或相关人员做知情同意的代理人。代理人的合理顺序为：配偶及其父母和子女，其他血亲，单位组织。

（二）执行医嘱的护理伦理

> **案例7-6**
> 某男性患儿，3岁。因误服5ml的炉甘石洗剂到某医院急诊。急诊医生准备用20%硫酸镁溶液20ml导泻，但将口服误写成静脉注射。治疗护士拿到处方心想："25%硫酸镁能静脉注射吗？似乎不能，但又拿不准。"又想："反正是医嘱，执行医嘱是护士的职责。"于是，将25%硫酸镁20ml给患儿静脉注射，致使患儿死于高血镁的呼吸麻痹。

医嘱是医生在医学活动中下达的医学命令，是护士对患者实施治疗护理措施的重要依据，具有法律效应。护士身居临床第一线，既是医嘱的实施者，也是执行医嘱前后的监护者。护士执行医嘱要做到"三查七对"，防止医疗差错事故的发生。

除了认真核对医嘱，护士在临床工作中还要有扎实的专业功底和丰富的用药知识，更要有良好的自身伦理道德修养。如案例7-4和7-6是截然不同的两种情况，前者根据自身的知识水平及时发现医嘱中不恰当的地方，积极主动地提示医生及时更改医嘱，调整用药方案，从而达到合理用药。而后者则盲目做医生医嘱的"忠实"执行者，不加以思考，最后酿成了悲剧。

因此，在临床工作中，护士一定要遵守医嘱执行制度，同时加强自身专业知识能力和用药知识的学习，从而避免医疗事故的发生。

（三）如何避免伤害患者

医学的目的是维护和促进人的健康。但是在医院诊疗过程中，不可避免的会对患者有负面的伤害作用。比如肿瘤患者的化疗，在杀伤肿瘤细胞的同时，也将正常细胞和免疫细胞一同杀灭。因此，如何避免和减少医疗伤害成为摆在医护人员面前的一大难题。

在临床，通常把医疗伤害分为几类：①有意伤害和无意伤害。有意伤害指的是医方出于打击报复或不负责任所造成的伤害，如滥用不合理或不具备条件的治疗手段、拒绝对需要救治的患者实施有效的救治措施等。而无意伤害指的是医方在正常诊疗中对患者造成的间接伤害。②可知伤害与不可知伤害。可知伤害指医方在采取诊疗行为之前，可以预见的对患者的伤害。不可知伤害则指在之前无法预料到的伤害。③可控伤害和不可控伤害。可控伤害是指通过医方努力，可以避免或者降低程度的伤害。而超出医方控制能力的伤害，则是不可控伤害。④责任伤害与非责任伤害。责任伤害是指医方不负责任或者责任心差等原因造成的对患者的伤害。非责任伤害则与医方的责任心没有关系。

为避免对患者造成不必要的伤害，护理人员应在以下几个方面努力：①提高责任心，认真对待患者的每项诊疗；②在实施护理措施之前，预测对患者可能造成的伤害，并且尽量采取措施控制避免伤害或将伤害可能性降到最小；③对已经由意外所造成的伤害，能够全力以赴的弥补，尽量减少患者的损害程度；④对于不可控的伤害，要提前告知患者以及患者家属，提前做好心理准备，也可以避免不必要的医患纠纷。

三、病房护理伦理要求

（一）掌握熟练的专业技能，细化护理操作

护士要为患者提供一流的服务就必须加强学习，潜

心钻研,常规技术要过硬。同时,护士还要不断拓展自己的知识面,扩大护理视野,掌握人文学、心理学、伦理学、法律、美学等方面的知识,并能应用到工作实践中去。

在护理临床工作中,规范强化各项基础护理。晨间护理时协助患者刷牙、洗脸、梳头;晚间护理时协助患者洗脚,使患者感到温暖和关怀;巡视时,主动为患者翻身,保持床铺的整洁、干燥,及时更换有污渍的床单、被褥;检查、治疗、护理患者时,用尊称,取得患者同意后再操作;保护患者隐私,不因生命活动力降低而递减患者个人尊严。

出院后给患者建立健康随访卡,卡上包括祝福语、出院注意事项、主任门诊时间、科室内电话等,使患者离院后感觉仍受关注,健康得到保障。出院后按时服药,按时门诊复查,减少疾病的复发,提高患者生活质量,减少医患纠纷发生,实现"双赢"。

(二)保持审慎的工作态度

面对复杂的患者,护士应时刻保持审慎的工作态度,一丝不苟地完成工作,认真核对医嘱,操作时做好"三查七对",注意观察患者用药后的反应。

(三)创造良好的病房环境

创造良好的物理环境,对患者的诊疗有着良好的促进作用。病房应保持安静,护士做到"四轻";温湿度适宜,温度18~22℃,湿度50%~60%;按时通风换气,保持病房空气清新;光线明亮度适宜;夜晚减少诊疗活动,促进患者休息。

(四)保持良好的团结协作精神

护士与医生之间要做好良好的合作,才能促进患者良好康复。护士之间也要做好交接班,避免疏漏,创造一种和谐愉快的工作氛围。

☞考点:病房护理伦理特点及要求

案例 7-4 分析

该案例中的护士认真核对医嘱,并且有扎实的专业功底和丰富的用药知识,有良好的道德修养,能根据自身的知识水平及时发现医嘱中不恰当的地方,积极主动地提示医生及时更改医嘱,调整用药方案,从而达到合理用药。

案例 7-5 分析

此案例涉及知情同意与保护性医疗之间的矛盾冲突,两者都有其正确性的一面。如果强调知情同意而告知患者真情,会刺激患者不利于治疗;如果强调保护性医疗而不及时告知患者,又违背了知情同意的原则。该案例中,医生全面了解患者的情况特别是精神、心理状态作出保护性医疗的抉择,并且将病情告知了家属,因此,不负道德责任。

案例 7-6 分析

该案例中医生粗枝大叶开错了处方,而治疗护士又错误地绝对执行,这是患儿死于高血镁所致的呼吸麻痹的直接原因。起初护士对用药途径怀疑,而不去找别人商讨或提醒医生,只是"忠实"地执行医嘱,从而违背了认真负责、尊重患儿生命价值以及精益求精的护理道德规范。同时,她把医护之间理解成主从型关系,而不是互补、协作和监督关系,这也是造成她发生护理事故的思想根源。

第3节 社区护理伦理

///案例7-7

某市一下岗女职工,48岁,3年来胃痛不止,医院诊断为胃溃疡,服药效果不佳。社区护士深入家中了解,家属告知此女工下岗后怨言不断、抑郁寡欢。了解此原因后,护士加强对该女工的心理疏通和护理,经过心理治疗和药物治疗相结合,患者病情明显好转。

问题:

对本案例护士行为进行伦理分析。

一、社区护理特点

社区护理是社区卫生服务和全科医疗的重要组成部分,是综合应用护理学和公共卫生学理论,以促进和维护社区中的个体、家庭及群体的健康为目的的工作。

社区护理是社区卫生服务中最基本、最普遍的形式,是对社区内每个人、每个家庭、每个团体的健康服务活动,如健康教育、家庭护理、康复指导、营养指导、妇幼及老年人保健和心理咨询等。社区护理有着如下特点。

(一)群体性

社区护理的服务对象不是单一的,它面对的是社区的群体,指社区中的所有家庭和个人。社区护理的内容是将预防、保健、治疗、康复、健康保健融为整体的一体化服务。

(二)预防性

社区护理的重点在于预防。社区医护人员在预防保健、健康教育、治理卫生、免疫接种等方面采取措施,使一些疾病的发病危险指数降到最低。对一些恶性疾病则采取病因、临床前期、临床期的三级预防,防患于未然。

(三)综合性

社区护理的工作不仅仅在于治疗疾病,还要进行预防与保健、健康教育与咨询、康复治疗和护理、生理和心理护理、环境卫生促进等工作,目的就是提高社区居民乃至整个社会的健康水平。

(四)长期性

社区护理所针对的是人的终身保健护理,人们疾病的发生、发展和转归是一个长期连续的过程,因此,社区护理具有一定的长期性。另外,我国的社区护理模式才刚刚起步,它的完善和成熟还需要一个漫长的过程,需要全社会的共同努力。

二、社区护理伦理问题

在我国,社区护理起步比较晚,加上许多因素的干扰,发展也比较缓慢。社区护士大多是未经过专门社区护理培训的退休临床护士和没有临床经验的新护士,他们对社区护理的特殊性及特点不了解,对社区护理专业价值和专业信念的认识还存在一定的差距,因而缺乏责任心、自觉性和紧迫感,故护理伦理无法很好地结合于社区护理中,目前还存在如下问题。

(一)是否能够坚持"慎独"

社区护理的工作特点决定着社区护理人员在很多情况下的工作都是要靠独立自觉来完成的,比如说对社区居民健康资料的收集、健康教育、物理环境的改善等。这些工作的完成与否,完成质量如何,很少有人去监督,导致部分护士出现懒散的心态,长久下去,势必对社区护理的质量产生影响,对社区居民健康带来危害。

因此,社区护理人员应当认识到:社区护理工作虽然没有临床那么紧迫,没有临床护理见效快,但是它的效果和影响却是深远的,是我们国家卫生医疗系统更加完善的保障,是促进全民健康的重要因素。每名护士都应当在思想上重视起来,坚持"慎独"精神,做好本职工作。面对千差万别的服务对象,做到一视同仁;在繁琐、具体、紧张的工作中保持冷静和耐心。

(二)保护服务对象隐私问题

在进行社区居民健康档案的建立和管理过程中,护理人员会接触到居民家庭和个人的健康资料,如患病史、家族史、身体缺陷、精神障碍等,这些属于居民隐私,护理人员应对这些信息进行保密,不能到处散播、对个人指指点点等,恪守职业道德。

(三)护理人员是否具有对社区负责的道德责任感

社区护理道德是指护理人员在社区护理活动中,正确处理个人与他人、个人与社会之间关系的行为准则和规范的总和。在通常情况下,社区护理的对象是健康人群,他们往往对社区护理工作缺乏迫切感和渴求心理。因此,社区护士的道德责任感的高低对社区护理质量起决定作用。作为一名社区护士,要牢固树立对全社区健康负责是社区护理道德的核心思想,并以此为荣。

三、社区护理伦理要求

(一)真诚服务

社区护理工作深入社会基层,直接面向社区人民群众。社区的每一户、每个人都是护理人员的服务对象。这就要求护士要真诚相待。主动地为社区群众服务,热心地为他们查病、防御疾病,用自己的真诚之心感化他们。使自己的工作得到社区群众的认同。

(二)尊重患者

由于社区成员年龄段不同、健康状况不同,其健康需求多种多样,这就决定社区护理人际关系的多样性。但无论如何,我们都应尊重服务对象,热心服务,任劳任怨,持之以恒。在这点中尊重服务对象隐私尤为重要。例如,长期的社区护理中,护士可能对服务的家庭知根知底,稍不留意,就可能表露出对服务对象的看法,泄露个人的隐私,影响社区护理的开展。

(三)加强沟通,提高修养

沟通是对服务对象实施护理不可缺少的基本手段,社区护理工作中,护士与对象沟通时,良好的语言能起到治疗作用,而粗劣的语言却会加重病情。因此,在社区护理中护士应该同情尊重服务对象,循循善诱;积极关注,耐心倾听;捕捉信息,及时反馈;适时发问,打破沉默。

(四)一专多能,团结协作

社区护士要有过硬的基础护理知识,还要掌握内、外、妇、儿等科一般疾病的护理常规,以及心理学、伦理学、社会学、健康教育、饮食护理、康复训练等丰富的医学知识和社会知识,给社区居民进行健康教育。

做好社区护理,取决于各部门、各单位、各地区的密切配合和各级领导的支持,更需要社区护士、医技人员、社区居民的通力合作。为提高社区护理的质量,必须技术上互相搭配,工作上密切合作,在工作中依靠集体的力量和智慧,努力为社区医疗工作做出最大的贡献。

> 考点:社区护理特点及伦理要求

案例7-7分析

本案例中该护士作为社区护士,有过硬的基础护理知识,并且细心、耐心、对社区服务对象关心,深入了解,找出影响患者康复的因素,实施心理护理,最后取得良好的治疗效果。

第4节 公共卫生护理伦理

公共卫生是关系到一个国家或一个地区居民健康的公共事业。公共卫生的具体内容包括对重大疾病尤其是传染病(如结核、艾滋病、乙肝等)的预防、监控和医治,对食品、药品、公共环境卫生的监督管制,以及相关的卫生宣传、健康教育、免疫接种等。

近年来,各类突发公共卫生事件时有发生,如2003年"SARS"、2008年禽流感、2008年汶川地震、

2009年甲型 H1N1 流感等。这些突发公共事件严重危害着人民的健康与社会安定,也考验着医务人员在面临突发事件时的应急处理能力。

---- 案例7-8 ----

科室里似乎仍回荡着她那爽朗的笑声,患者似乎仍记得她那永远穿梭忙碌的身影和那春风般的关切与抚慰。然而,2003年,在万物复苏的阳春三月,47岁的叶欣——广东省中医院二沙分院急诊科护士长却永远地走了。她倒在了与非典型肺炎昼夜拼搏的战场上。

2月上旬刚过,广东省中医院二沙急诊科就开始收治确诊或疑为"非典"的患者,最多时一天5人。面对增加了两倍的工作量,叶欣周密筹划、冷静部署,重新调班时,安排了加强班。无形的病魔,看不见、摸不着,即便你全副武装,有时也防不胜防。超负荷、紧张的工作,使人们常常无暇顾及没戴紧的口罩;体力的严重透支,使病魔乘虚而入。有的护士病倒了,叶欣心急如焚。每天上班,她第一件事就是亲自打来开水拿来预防药,亲眼看着大家吃下去。她苦口婆心地提醒大家落实各项隔离措施,从医生到护工,一个也不能落下。其检查的严谨和认真几乎到了吹毛求疵的地步。

为了保持"非典"患者呼吸道通畅,必须将堵塞其间的大量脓血痰排出来,而这又是最具传染性的。一个"非典"重症患者的抢救往往伴随多名医护人员的倒下。面对肆虐的非典型肺炎,危险和死亡那么真切地走向医务人员。"这里危险,让我来吧!"叶欣和二沙急诊科主任张忠德默默地作出一个真情无悔的选择——尽量包揽对急危重"非典"患者的检查、抢救、治疗、护理工作,有时甚至把同事关在门外,声色俱厉,毫无协商的可能。他们深知,也许有一天自己可能倒下,但能够不让或少让自己的同事受感染,他们心甘情愿!

最终,病魔终于没有放过她。在抢救一个重症患者的时候,叶欣染上了非典型性肺炎,倒在了她为之工作27年的省中医院总部。

在叶欣的办公桌上,留下了一本本厚厚的工作记录,那是用废弃的化验单背面写的工作记录。点点滴滴,记载着她在这场没有硝烟的战斗中拼搏的足迹,凝聚着她一生对护士职业永恒的热爱与追求。

问题:

从叶欣护士身上,你学到了哪些优秀品质?

一、公共卫生护理特点

(一)突发性

公共卫生事件虽然存在着某种征兆,有预警的可能,但对其真实发生的时间、地点却很难做出准确预测和及时识别。比如各种恐怖事件、自然灾害引起的重大疫情、重大食物中毒等。其次,公共卫生事件的形成常常有一个过程,开始可能其危害程度和范围很小,但是随着其蔓延范围变大、发展速度加快,最后造成的后果也是非常难以预测和控制的。

(二)发生领域广,原因多样性

公共事件发生可涉及多领域、多区域,原因也非常复杂,具有多样性,比如环境的污染、生态的破坏、交通事故等。社会安全事件也是形成公共卫生事件的一个重要原因,如生物恐怖等。另外,还有动物疫情,致病微生物,药品危险,食物中毒,职业危害等。

(三)传播广泛、危害复杂

当前我们正处在全球化的时代,某一种疾病可以通过现代交通工具跨国的流动,而一旦造成传播,就会成为全球性的传播。

另外,重大的卫生事件不但是对人的健康有影响,而且对环境、经济乃至政治都有很大的影响。比如2003年SARS尽管患病的人数不是最多,但对我们国家造成的经济的损失确实很大。

(四)治理的综合性

公共卫生事件在治理时,不能治标不治本,还要注意解决一些深层次的问题,比如社会体制、机制的问题、工作效能问题以及人群素质的问题。只有通过综合的治理,才能使公共事件得到很好的治理。

二、公共卫生护理伦理问题

(一)公共卫生防治与保护患者隐私权的矛盾

在医学上,医护人员有保护患者隐私的责任,在未经患者允许的情况下,不得已将患者病情隐私透漏给其他人。但是在公共卫生防治时,一旦发现传染病患者,需马上上报,并对其采取必要的隔离。这些行为侵犯了患者的隐私,暴露了患者的病情,会使患者出现不安和自卑的心理反应。但是这又是公共卫生防治工作的必须,两者之间产生了矛盾,如何平衡之间的关系是目前需要解决的伦理问题。

(二)疾病预防措施与传统伦理道德的矛盾

为了预防艾滋病、乙肝等传染病,切断疾病传播途径,我国目前在一些旅馆、娱乐场所推广使用安全套;在吸毒人群中号召使用清洁注射器。这些措施表面看起来是在鼓励一些不法行为,但其实是目前形势下的一种对策,在特殊人群中采取救助措施,防止一些疾病的传播蔓延。

（三）个人利益与社会利益的矛盾

护理人员的工作是救死扶伤,通过自己的点滴努力为社会安定提供保障。但是当社会公共卫生事件发生时,护理人员往往面临比平时大得多的工作压力,也面临很多的挑战和困难,甚至会危及自身生命。这种时刻,是保全自身还是顾全大局成为了护士心中的矛盾点。

三、公共卫生护理伦理要求

（一）恪守职责,敬业奉献,勇于献身

护理人员在公共卫生事件发生时,自身也往往处于危险之中,甚至危及自身生命,比如案例7-6中的叶欣护士长。护士在面临危急情况时,首先要考虑国家和公共的利益,考虑群众的安危,履行一名护士的职责,发扬崇高的救死扶伤精神,不能临阵退缩。

（二）患者利益与集体利益相结合

保护患者利益是医院工作的基本原则,但在一些公共卫生事件爆发时,为了保全社会的最大利益,可能会牺牲一些个人的小利益,当患者个体利益和集体利益发生冲突时,护理人员应当予以劝导,稳定患者情绪,尽可能维护更多人的生命健康和公共安全。

（三）珍视生命,认真负责

在公共卫生事件发生时,患者的病情有时非常复杂,难以预料,并且会出现患者数量多、医疗资源有限的情况,在这个时候,我们要"不抛弃、不放弃",认真对待每一位患者的病情,只要有一丝希望,就要努力抢救。

（四）提高自身专业素质和技能

在公共卫生事件发生时,往往患者多,工作量大,如果护理人员没有精湛的护理技术,不能迅速机智的处理一些情况,势必造成患者病情的延误或恶化。因此,护理人员在平时的工作中就应当不断提高自己的业务水平,在关键时刻做出更大的贡献。

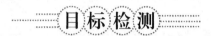考点:公共卫生护理伦理要求

案例7-8分析

叶欣护士在临床工作20多年来,兢兢业业,视患者如亲人,最可贵的是,她在关键时刻能够勇敢的战斗在临床一线,舍己为人,为抢救患者而牺牲自己,具有崇高的思想道德品质,值得每位护士学习。

目标检测

一、选择题

1. 下列哪项不是急诊护理的特点（　　）
   A. 时间性强　　　　B. 随机性强
   C. 灵活、综合性强　D. 岗位多、工作杂
2. 下列哪项是公共卫生护理的特点（　　）
   A. 个体性　　　　　B. 预防性
   C. 突发性　　　　　D. 随机性

二、简答题

1. 试述社区护理伦理要求。
2. 试述病房护理伦理问题。
3. 试述公共卫生护理伦理要求。

（杨志萍）

第8章 各科患者的护理伦理

学习目标
1. 掌握各科患者的护理伦理要求
2. 理解不同科别患者存在的伦理问题

第1节 妇产科患者的护理伦理

案例8-1

未婚妇女张某,28岁,近期因子宫出血过多而住院,主诉子宫出血与她的月经有关,去年发生过几次。她的责任护士和她关系和谐,沟通中与患者谈及病情,患者称自己怀孕了,偷偷服用了流产药物后造成出血不止,并恳请护士为其保密,护士当时答应了。事后,护士又感到不妥,她面临如下几种选择:

1. 遵守承诺,为患者保密并且不告诉任何人;
2. 保证为其守密,但告诉医生全部实情,要求医生不要让患者知道是谁告诉的;
3. 认真向她解释如果医生不了解患者真情,就不能适当治疗,这样会发生危险,希望她能理解并配合。

问题:
你遇到这种情况怎么办?为什么?

妇产科是一个特殊的科室,虽然病种相对较少,但患者所涉及的心理学、社会学、医学伦理学问题等却很复杂。妇产科护理实践有特殊的伦理要求,如何掌握妇产科患者的疾病特点、心理特点及社会相关因素,认清护理中所存在的医学伦理问题,并能及时采取相应的对策,在提倡"以患者为中心"的整体护理模式全面落实的今天,显得尤为重要。

一、妇产科患者护理过程中存在的伦理问题

(一)患者心理负担较重

妇产科患者就医情况复杂多样:由于病情重会产生焦虑、恐惧的心理;由于生殖器官的病变或切除会产生失望、悲观的情绪,甚至对未来失去信心,产生轻生的念头;由于妇科、性病等疾病的困扰,会产生情绪低落、忧郁的心理;由于内分泌失调的影响会导致情绪不稳定、急躁,容易产生喜怒无常的心理等。

(二)妇产科患者隐私性较强

由于社会偏见等种种原因,妇产科很多患者都不愿自己的病情让别人知道,特别是性病患者到医院就诊,害怕被熟人碰见,对今后的学习、工作、生活等产生不良的影响。例如流产、生殖器有炎症、性病等,患者害怕被人嘲笑、鄙视等;不孕不育症患者害怕被人看不起,害怕家庭歧视、家庭解体等。而且,极个别素质较低的医护人员喜欢"揭别人之短",散布"小道消息",随便透露患者的病情,甚至对外散布。这就严重侵犯了患者的隐私权,使患者背负沉重的心理负担,影响非常不好。

(三)妇产科护理人员工作主动性有待提高

护理融综合性、艺术性为一体,视患者为中心,但有些护士仅仅被动完成工作任务,没有主动、热心的完成护理任务。有的患者有疑问,如为什么分娩前只能淋浴、不能盆浴,这些要求有什么重要性,为什么产后仍需在产房观察等护理问题,很多护士不作解释,只强制要求执行,这样就不能引起患者的重视,很多妇科疾病就会落下隐患。

(四)妇产科护理人员应有较强的事业责任情感

妇产科患者由于疾病的需要,往往需要较强的家庭情感支持和医护情感支持。个别护士不关心体贴患者,产妇分娩痛苦较大,护士听到产妇痛苦地大叫,就大声训斥,而不是积极想办法为产妇缓解疼痛;有的护士自己的情绪不稳定,情绪好时对患者关怀备至、笑脸相迎,情绪差时对患者不理不睬,或者冷言冷语;更有的护士对患者分成三六九等,不是一视同仁,而是厚此薄彼。

(五)个别护理人员职业素质欠佳

医疗护理行业知识更新速度较快,有些护士由于经验不丰富、不注意理论知识的更新,不积极学习先进技术及操作技能,对患者出现的新问题、疑难问题无法及时正确地处理。如由于护士操作不熟练、动作粗暴,导致胎儿窒息、产妇会阴撕裂等;有些医疗设备较为先进,护士不会熟练使用导致抢救时机的延误,使患者丧失生命等。个别护士责任心不强,产后、术后不严密观察病情,不能及时发现病情变化而延误最

佳时机；对患者态度傲慢、不耐烦；甚至向患者索要财物；违反制度和操作规范等。

二、妇产科患者的护理伦理要求

（一）减轻患者的心理负担

妇产科患者不同于其他科室的患者，大部分的疾病同感冒、肿瘤、心血管等患者一样，普遍而常见，但也有部分性病患者的确有直接或间接的不正当性行为，应受到社会的道德谴责。然而当其到医院就诊时，都成为了患者角色，护士均应平等对待，不应鄙视、讽刺或嘲笑患者。这些人心理压力较重，所以护士更应尊重其人格，避免伤害性言辞，对这些人应比对其他患者多一些关心、爱心，多一些情感的交流与沟通，清除其思想顾虑，取得患者的信任，有利于疾病的治疗和护理。

（二）要尊重患者的隐私权

妇产科护士作为很多患者的第一接触者，掌握很多患者的病史资料。而很多患者，尤其是像性病、不孕不育症、性功能障碍等患者不愿别人知道她的身份和疾病。作为护理人员，不得有意或无意地将其向外透露、散布或传播，不得将患者的隐私当做笑料来谈，护理人员应能为患者保守秘密，在闲聊时不以患者或其家属为话题，使人可信赖。与患者交流时应单独访谈，对患者提供的信息和身份要绝对保密，减轻其思想压力，不得冷嘲热讽、调侃戏谑，将患者从道德舆论的桎梏中解脱出来，疾病早日治愈，重新进入正常的学习、工作和生活的轨道。

（三）妇产科护士应积极主动

很多患者就医时，由于医疗卫生知识较为欠缺，不了解作为一个患者的权利和义务，护理人员应让患者知道自己有哪些权利和义务，了解某些治疗和护理手段可能会带来不良反应。耐心向患者说明病情，耐心指导患者正确使用医疗检查设备，对所采取的治疗及护理手段应征得患者或家属的同意。术前术后告知患者及家属有哪些注意事项，并要求患者严格遵守，晓之以利害关系，引起患者的重视，防止后遗症。

（四）提高护士的职业情感

妇产科疾病有急、危、重症的特点，加上妇产科患者的特殊的心理特点，护理人员应能表现出对患者服务及对护理工作的热忱，乐意负起照护患者的责任。妇产科护士应具有丰富的专业知识、心理学知识、伦理学知识及熟练的操作技能，能及时消除患者的消极情绪、树立其战胜疾病的信心，巩固有利于治疗的良好心态；护理工作应一丝不苟、精益求精、一视同仁地对待所有的患者，不把自己的生活、学习、工作中的烦恼发泄在无辜的患者身上，善于控制自己的情绪，保持良好的心境，自觉控制和调节自己的言行，主动地做好工作，把热情和信心带给患者。

☞ 考点：妇产科护理伦理要求

案例8-1分析

护士面临上述选择，任何选择都有理由。保守患者的秘密，尤其保护患者的隐私是医务人员的义务，也是一种职业道德。然而，当保守患者秘密的原则和患者治疗的需要之间存在冲突时，如果护士纠缠所谓的绝对保密，置患者治疗的需要于不顾，那么保守秘密就失去了它的意义所在。保守秘密的目的：一方面尊重患者的权利，另一重要方面在于有利于治疗。

考虑到护士在医院中的角色和患者治疗的需要，必须让主管医生知道患者的真情，以便于治疗，最好是尽力劝说患者自己告诉主管医生，因此第三种选择是最佳的。

第2节 儿科患者的护理伦理

///**案例8-2**

某患儿，女，5岁，因患肾炎继发肾衰竭住院三年，一直做肾透析，等候肾移植。医生与患儿父母商讨，建议家属进行活体肾移植。经检查发现，母亲组织类型不符被排除，弟弟年纪尚小不适宜，父亲中年且组织类型符合。医生与其父商量，建议其作为肾源的提供者，父亲当时同意了。但过后经过一番思考其父决定不做供者，并恳请医生隐瞒真相，告诉他的家人他不适合做供者，因为他怕家人指责他对子女没有感情。医生虽然不太满意，但还是按照患儿父亲的意图做了。

问题：

请针对案例分析患儿父亲的做法，并对案例中的医生的行为进行伦理分析。

儿科的服务对象大都是14岁以下的儿童，更多的是婴幼儿，患儿由于年龄小，对护士有惧怕感，既不容易沟通，又不容易配合，护士操作难度高，而家长希望获得最好的护理服务，一方面会拒绝实习护士为其提供护理服务，另一方面会因为护理操作技术失败而引发矛盾冲突。因此，儿科患者涉及的伦理问题也有其特殊的特点。

一、儿科患者护理过程中存在的伦理问题

（一）缺乏对患儿心理问题的关注

儿科患者一般正处于活泼好动、积极向上的年龄阶段，由于疾病的原因丧失了本该正常的学习和生活环境。而很多时候家长和医护人员只关注于患儿的躯

体疾病，而忽视其心理问题。如个别家长和医护人员认为孩子还不懂得害羞，常常在众目睽睽之下检查患儿身体或开展导尿、灌肠等诊疗工作，没有尊重患儿的隐私权，使患儿背负心理负担。另外，在临床护理工作中，很多患儿害怕穿着白大衣的医护人员进入病房，甚至由此延伸，对所有白色衣着的人员产生恐惧感。如果在进行静脉穿刺等一些有创伤性的操作前，提前告知患儿，对其进行耐心讲解，就能得到他们的理解和配合。

（二）患儿的自主表达能力欠缺

儿科患者的年龄较小，很多时候不能准确、正确地表达自己的感受，加上患儿情绪多不稳定，容易紧张、哭闹、烦躁，再加上对住院环境、医疗和护理操作、医务人员的恐惧感，一般不会主动配合治疗和护理，这样对疾病的疗效会产生严重的负面影响。同时，很多根深蒂固的思想认为孩子应该听大人的、大人有替代孩子做决定的权利，这样，护理工作中就常常忽略患儿的自主决定权，不能帮助患儿尽快地适应医院环境，及时收集患儿的意见，不能满足患儿的心理需求。

（三）忽视患儿的知情同意权

由于儿科工作对象中的大多数是年龄较小的患儿，他们还处于父母的监护下，个人表达能力和理解能力较差，不能准确表达病情、陈述病史，甚至不能有效、主动地配合检查、诊疗和护理，因此在医疗行为的选择过程中，父母为了减少矛盾冲突，常常会替患儿做出决定，而忽视患儿的知情权，如孩子不知道即将进行的治疗、护理操作方式，表现出对医务人员的恐惧。

二、儿科患者的护理伦理要求

（一）关心爱护患儿

护士应成为患儿的知心朋友，要关心、体贴患儿，尊重患儿，对他们要言而有信、精心护理、点滴洞察，设身处地为他们着想，与患儿建立平等友好的关系，成为他们的知心朋友。护士初次接触患儿及其家长时，应主动介绍自己，亲切询问一些患儿熟悉的生活与事情，鼓励患儿自己做介绍或提出疑问。交谈时尽量采取肯定的谈话方式和患儿自己熟悉的词句，促进患儿理解和主动配合。在患儿叙述中，护士应以诚恳的态度表示接受与理解，谈话时注意声音的技巧、语气、声调、音量和速度，促进沟通的顺利进行。对待小儿要平等、尊重，交谈时采取蹲姿以达到与其眼睛在同一水平线等，亲切和蔼的情感交流有助于消除患儿紧张情绪，增加交流的主动性。另外，护士在日常护理工作中可根据年龄安排适当游戏，并参与其中。

（二）加强伦理教育，改善护患关系

儿科护士应遵循"救死扶伤，防病治病"的有利原则，关心患儿的主客观利益，沟通时和蔼亲切，具体认真地解释各项操作的必要性，体现"以患者的利益为中心"的原则。尊重患儿的合法权益，自觉保护患儿的隐私权不受侵害，维护患儿的切身利益，才能改善护患关系，得到患儿以及家长的理解和支持，避免发生护患纠纷。

（三）工作细致认真，达到"慎独"境界

护理工作的本质就在于奉献，选择了护理工作就选择了奉献。护理职业道德教育应内化为护生的一种素养，使护生具有高度的责任感、严谨的工作态度和慎独精神，遇事沉着冷静，有敏锐的观察力和应变能力，能防止突然事故的发生。护理操作是否规范，是患儿家属最敏感和关心的问题。随着患者维权意识的增强，护理人员更应主动学习有关的法律法规，在工作中养成客观、真实、及时、规范地完成护理记录的习惯。

（四）尊重患儿的自主选择权和知情同意权

患儿具有自主选择权，患儿家长有决定权，当患儿表示反对时，护士应耐心、反复地与其沟通。如果沟通无效，必须强制执行时，护士有责任与义务向患儿解释这样做的必要性，并表示歉意，告知家属拒绝操作可能对生命和健康产生的危害，征得患儿及其家长的同意后方可进行护理处置，避免强制执行在患儿心理上留下阴影。患儿虽然需要父母的监护，但到一定年龄的患儿已经有了独立决定事情的能力和需要，护理工作应以患者为中心，更多地关注对患者个性化权利的尊重，因此在护理操作前需要得到患儿及家长的知情同意。

（五）保护患儿隐私，做好心理护理

一般儿童从幼儿期已经开始对暴露身体有了害羞感，学龄前期已经有了自己的秘密，因此在儿科护理工作中，要保护患儿隐私，做好心理护理。儿科护士首先从自身做起，树立自觉维护患儿隐私的意识，护理操作中注意遮挡，避免暴露与操作无关的部位，耐心的解释使患儿乐于配合，必要时在病床周围拉上围帘，允许其家长陪同，使患儿产生安全感。

患儿在住院期间，脱离了正常的生活环境，加上对父母的依恋增加，易产生分离性焦虑，同时疾病带来的不适及各种诊疗手段的刺激可使患儿产生恐惧、哭闹、拒食等。护理人员应安慰患儿，注意保护患儿的自尊心，给以支持和理解，如鼓励患儿树立信心，尽可能地为患儿创造生动、舒适、愉快、活泼的生活气氛，丰富患儿的生活内容，使患儿不感到孤独和不安。但随着病情的好转，也应鼓励患儿主动去做力所能及的事情。同时,护理人员还要注意调整患儿的情绪状态,尤其对慢性病和病重儿童给予心理支持。护理人员应和蔼可亲,尊重患儿人格,保护其自尊心,满足他们对疾病信息的需要,指导他们以良好的情绪配合治疗和护理。

儿科患者的护理伦理问题,是涉及多方面的复杂问题,护理人员应充分了解儿科护理工作的复杂性,不断提高自身的综合水平,从各领域加以研究和探讨,使护患伦理冲突越来越少,为患儿提供全面照顾和支持,使患儿尽快康复。

☞考点:儿科护理中的伦理要求

案例8-2分析

医生根据患儿父亲的请求对患儿家庭的其他人"说谎"是为了维护患儿家庭的和谐,这是可以理解的。但是,医生这样做违背了作为一个医生应诚实的美德。比较恰当的做法是医生不要介入患儿家庭内部的事,让家人自己商量决定。

从义务论的要求出发,父亲对其子女有抚养的责任,当女儿的生命处于危急之际,父亲不愿捐肾的做法在道德上是有缺陷的,会影响家庭的和谐,在社会上会受到谴责,在个人良心上也是一件憾事;从效果论的要求分析,患儿的生命质量已很低,移植是否能成功或即使成功其生命质量又如何?况且患儿之父正值中年干事业的年龄,又有抚养另一子女的责任,万一出现移植后的并发症,这会影响事业和全家,故而从移植的代价/效应上思考,其患儿父亲不捐器官也是能够理解的。因此,只有其患儿父亲和全家去平衡,以决定是否让父亲捐肾。

第3节 老年患者的护理伦理

案例8-3

某男,76岁,因患肺炎在家附近的门诊部进行治疗效果不佳,患者昏迷后,紧急送到某大医院就诊。经急诊医生诊断为大叶性肺炎、继发感染中毒性脑病,因该医院内科无空床而留急诊室抢救和治疗。经采用高级昂贵的抗生素、输血清白蛋白等抢救治疗措施,一周后,患者体温恢复正常,患者也由深昏迷转为浅昏迷,一周医疗费用统计下来共7800多元。因患者的两个儿女均无正式工作,继续治疗费用难以承受,患者向医生提出放弃治疗。

问题:

此时,医务人员应如何决策?

随着世界人口老龄化,老年病人在不断增加,由于患者生理适应能力减弱,抵抗力下降等衰老现象的发生,老年患者大多伴有病程长、易反复、疗效差的状况,老年患者的发病率、住院治疗率均较高。为更好的保证老年患者得到高质量的医疗保障,在当今社会,认识老年患者的护理伦理问题及做好老年患者的护理工作显得尤为重要。

一、老年患者护理过程中 存在的伦理问题

(一) 老年患者需要获得的支持和帮助较多

老年患者一般患病时间长,种类多,病情进展快,反复发作,住院时间长,对医疗护理工作要求较高。同时,老年患者大多机体功能衰退,自理能力差,这就增加了护理工作的强度和难度,护士需要从各个方面给予患者支持。而且老年患者也不同程度存在依赖心理,表现出明显的依赖性,尤其以长期有人陪护的患者最为明显。发展到最后,他们事事想让别人帮助,即使自己能做的也不想去做,形成了不必要的依赖性,对全面康复十分有害。

(二) 护士疏忽大意出问题

老年人患病后,体质更加虚弱,由于器官功能退化,由一种疾病可能引起多种疾病。部分老年人患病后身体感知觉下降,甚至对于疼痛的感觉也不敏感,记忆力明显减退,对身体不适的主诉不清,造成症状和体征不典型,容易导致误伤或误诊,如皮肤烫伤或冻伤。有些护士操作不细心,不认真,如输液穿刺后忘记帮助患者整理衣袖及盖被,尤其秋、冬、春等季节,护士操作完后如不将衣袖放至适合部位、整理盖被、协助患者取舒适卧位,较为谨慎的患者则往往害怕穿刺失败而不敢擅自变动,使老年患者容易着凉。

(三) 老年患者敏感性较强

由于老年患者的个人性格、文化水平、经济条件、职业关系和人生经历都不一样,导致老年患者的心态差异很大,对待疾病的态度也不相同。多数老年患者由于受疾病折磨,怕失去独立生活能力,怕孤独,感到自己不中用,孤独悲伤,性情固执,乖僻任性,敏感性较强,一些琐事也大发脾气或抑郁落泪等。同时,老年患者多伴有心理障碍,表现出为对疾病的恐惧和紧张、烦恼急躁、情绪低落、疑虑的心理。而拒绝服药、悲观厌世等不配合治疗的消极心理往往使内分泌代谢紊乱导致疾病加重,甚至不易康复。

二、老年患者的护理伦理要求

(一) 尊重和关心老年患者,维护其权益

老年患者资格老、生活阅历深,一般都自尊心较强,对接触最多的护理人员的态度、言行反应十分敏

感,患病后由于角色的改变,引起心理上的失衡。因此,要求我们护理人员更要尊重、理解他们,积极了解其家庭背景和性格特征,用自己的热情关怀去温暖老年人,使他们感到晚年生活有意义,感到自身价值所在,提高身心素养,增进健康;还要了解患者家庭成员彼此间的关系和老年人在家庭中的地位等,调动家庭成员共同照顾好老年人的积极性;对他们提出的各种建议和要求,要耐心倾听他们对护理的要求和意见,认真对待,能做到的尽可能予以满足。

(二)护士工作认真、谨慎、细致、周到

老年人组织器官衰老、功能退化、感觉迟钝,自觉症状轻微,即使病情危重,临床表现也常常不典型,容易掩盖很多的特征而延误病情。同时,老年人患病后,体质更加虚弱,由一种疾病可能引起多种疾病。护理时,护士不能粗心大意,审慎作出合理的诊治,力求护理诊断准确无误,及时解除患者的痛苦,赢得患者的信任。护理要细致周到,严格遵守操作规程及查对制度,操作迅速干练,杜绝差错事故的发生。同时在工作中还要掌握多方面的技能和技巧,及时消除不良因素,使其恢复最佳心理状态;做好健康教育工作,指导老年人养身,做好疾病预防的宣教工作。因此,老年病科的医护人员要不断加强业务学习和自身伦理道德建设的培养,掌握老年人的病理、生理、心理特点,在工作中认真、谨慎、细致、周到、善于观察,及时发现前驱症状,及早发现并发症,对可能发生的病情变化要引起高度重视。

(三)注重护理细节,理解老年患者,做好沟通

护士在护理老年患者时,要根据老年人的特点,耐心解释,取得理解和配合。护士应根据患者的具体情况,做好患者的安全宣教,使其了解患者需要配合的内容,积极采取预防措施,消除不安全因素。如针对老年人有夜间如厕的习惯,夜班护士应及时协助患者如厕,减少患者跌倒的意外发生,嘱患者如厕或洗浴时不宜锁门,以便发生意外旁人能够关心照应;根据老年人的习惯调整晨间抽血、测血压的时间;加强对患者用药的知识宣教,指导患者按时、按量、准确用药,耐心教会老年患者识别药物的不良反应,如正在服用镇静安眠药的老人,嘱其要完全清醒后才能下床;应用降糖药、降压药、利尿药时,嘱其缓慢改变体位,预防体位性低血压的发生;履行告知义务,让患者明白接受服务就要接受可能受到损害的风险。

注重细节服务应始终贯穿在操作、处置、配合抢救等各环节中,建立重点患者护理交班记录制度,对老年人进行多角度、全方位的健康保健护理,增强老年人的自我保健意识,搞好家庭护理、心理护理、社区护理等。对老年人及老年患者的护理问题,要多一份尊重与理解,多一份关心与帮助,多一份同情心和耐心,使其健康长寿、安度晚年。

☞考点:老年护理伦理要求

案例8-3分析

该案例中,在患者清醒时没有留下"意愿",而且病情又在趋向好转的情况下,医务人员轻易放弃治疗是不人道的。然而,患者家属经济困难,难以承受高额的费用,在此情况下医务人员应与家属进行商讨,是否再继续抢救几天或降低抢救规格以观效果,再做决定。如果家属执意不肯,应允许家属将患者接回家。

第4节 手术患者的护理伦理

///案例8-4

某男,68岁,因突然失去知觉由亲属送往某医院急诊。急诊科医生诊断为脑出血,建议马上手术。然而,亲属表示家庭经济困难,示意医生随便给一些处置并听任其死亡,但却拒绝签字。

问题:

此时,医护人员应如何处理,并从伦理上进行分析。

现代化的手术室是手术治疗、诊断、抢救的重要场所。随着医学模式的发展,手术室的护理工作不能局限于手术室内的工作,还应包括从患者入院,接受手术以及麻醉苏醒期直至出院的全过程。即对患者的护理是系统的、连续的,保证患者在接受手术前,从手术室回到病房的这段时间内的不间断护理。所以,手术室护士不仅要有严谨科学的态度、扎实过硬的业务技术,还应具备崇高的护理伦理道德,一切以患者为出发点,最大限度地维护患者利益及人格尊严,保证患者的身心安全。因而,手术患者的护理尤其要重视护理伦理,并且使生理护理与心理护理得到综合运用。

一、手术患者护理过程中存在的伦理问题

(一)手术患者对手术室存在知识欠缺

医院手术室是患者通过外科手术解除病痛的地方,是创伤外科恢复健康的必经之路。但是,由于大部分患者对手术室的工作环境不了解,对手术都存在有恐惧感,不论手术大小,对患者都是较强的精神刺激。患者术前担心手术是否成功,术中担心是否疼痛,术后担心有无并发症、是否会发生意外、是否会残

疾等。有的患者由害怕会引起一系列的机体症状，晚上服用安眠药后仍难以入睡，甚至压力过大，担心下不了手术台。

（二）手术患者精神压力过大

患者在术前都会对麻醉和手术感到紧张和恐惧，对自己所患疾病的预后感到焦虑或忧伤，甚至悲观和绝望。这种情绪上的剧烈波动必然引起患者机体内环境的紊乱，常导致个体生理和心理产生强烈的应激反应，出现为心率加快、血压升高、需氧量增加等，严重影响患者对麻醉和手术的耐受力。这种情绪在手术前的不同阶段是不断变化的。术前一天焦虑情绪最高，说明手术越接近，患者焦虑程度越高。

导致患者焦虑的因素有很多，诸如手术大小、对手术的了解、既往手术体会及情绪障碍、医务人员及医疗环境的影响等。通过调查发现，患者术前最担心、最关心、最需要解决的问题是疼痛、主刀医生技术及手术效果等。

（三）手术室护理缺陷的存在

手术室是一个较为特殊的环境，工作强度、紧张性较高。护士长期超负荷的运动，体力透支过剩，注意力不集中，工作重复且单一，容易造成思想麻痹，工作疏忽大意，清点不仔细，易发生差错事故；个别手术室制度不健全、不完善，护士自作主张，不严格遵守和执行手术室的各项规章制度都有可能引发差错事故；个别工作人员抢救知识欠缺，技术不熟练，对一些急救设备特殊的功能及用途缺乏了解，影响抢救的及时性和配合的密切性；手术器械的准备和保管不善，造成差错事故的发生。

二、手术患者的护理伦理要求

（一）做好沟通，消除陌生感

为了减轻患者因知识缺乏而产生的对手术的恐惧，使患者以最佳的身心状态对待手术，护士应在术前对患者进行访视工作。通过术前访视可使患者不仅对手术室护士有所了解，也可以使患者了解手术室的一些基本情况，同时对患者的心理护理也做了基础。在术前访谈中，护士的态度要和蔼可亲，和患者建立良好的关系，了解患者的生活背景、性格特点、工作情况、经济情况、人格特征等，从中得出患者最关心和最担心的问题是什么，制定不同的护理方案。在访谈中要注意语言表达技巧，视患者如亲人，表达出关爱之心，取得患者的信任，正确的告诉患者手术要经历的几个过程，以及需要患者配合的方面。这样才能和患者交流信息，沟通情感，了解到真实的情况。

（二）做好心理护理，消除患者精神压力

护理人员必须尊重患者，使用礼貌性的语言，这样才能得到患者的尊重和信任；同时访视谈话前一定要熟悉患者的情况，了解患者的心理活动，让患者知道你对他的重视和关心，以便得到患者的信任、协作与配合。护士在向患者介绍手术室护理工作和相关知识时，要注意语言的准确性，以免产生误会，引起患者不必要的情绪变化。同时，护理人员在向患者讲解时一定要注意对方的认知度，不断变换自己的语言，耐心地向患者讲解一些患者能够接受的医学知识，尽量少使用一些医学术语，使患者一听就懂、消除心中的疑虑。热情温暖的语言能让患者感受到护理人员对他的关怀、体贴与同情，心里感到莫大的慰藉，同时也能消除了陌生感，松弛缓解紧张的情绪。在良好的心理环境下，一切护理活动都会得到有效的实施。

（三）加强手术室护理缺陷的预防

手术室作为一个特殊的部门，接触专业学科多、病种多，加之临床医学发展迅速，新的急救药品和器械不断涌现，手术室工作人员必须坚持经常性的学习，不断求教和了解新的知识，掌握新技术、新仪器的使用，才能更好地配合手术工作。按护士不同的层次，应分别定期进行业务培训和学习，加强护理技能培训和专科技术训练，不断提高护士素质。

随着人们法律意识和自我保护意识的不断增强，患者的医疗安全意识也不断加强。这就要求手术室工作人员必须严格岗位职责，自觉遵守手术室的各项规章制度，严格执行无菌技术操作，消毒隔离制度，做好术前准备、术中配合及术后处理三方面的工作，认真学习相关的法律知识，提高每个人的医疗安全意识，形成严格自律、自觉遵守对手术室各项规章制度的责任心和自觉性，真正树立起保护手术患者就是自己的职业意识。对护士进行经常性的护理安全教育，树立保护患者就是保护自己的职业意识，认真对待每一台手术，仔细完成每一项工作。如果工作时不专心、忽略细节，就容易发生护理缺陷甚至差错事故。总而言之，严格岗位职责管理，加强法律意识，加强责任心，严格执行规章制度，就可杜绝护理缺陷及差错事故的发生，保证手术患者的安全。

☞考点：手术患者护理的伦理要求

案例8-4分析

从医学的角度分析，患者的疾病诊断明确，应马上手术。但是，患者家庭经济困难，亲属可能还考虑到患者年龄较大和手术效果，因而拒绝手术，而且基本上采取放弃治疗的态度。此时，医生应对手术慎重权衡，如果手术的效果是利大于弊，应动员亲属克服经济上的困难而手术，医生也应尽量采取医疗费用较低的措施。

如果患者亲属仍拒绝手术，医生应将患者的情况提交医院伦理委员会或院领导协助决策。然而，如果手术的效果弊大于利，可以接受患者亲属的意见而给一些支持治疗，但仍应说服患者亲属签字，否则医生不承担责任。

第5节 癌症患者的护理伦理

> **案例8-5**
> 患者，男，86岁，离休干部，因喉癌住院。住院后他告诉医生："如果肿瘤已到晚期，不要告诉我任何关于我将要死亡的消息，只要能让我舒适即可，也不要做更多的抢救。"并且立下字据，交给医生。因此，当患者病情垂危时，医生未给其使用呼吸机等抢救措施，只给予足够减轻疼痛的药物。但家属希望尽量延长患者的生命，并使用一切抢救、治疗手段。此时，患者神志已不清醒，面对家属的强烈要求，医护人员感到无所适从。
> **问题：**
> 此时医护人员应该怎么办？

当一个患者被确诊为癌症后，内心不免受到极大的冲击，极度恐惧、绝望，甚至其他的意外情况均会接踵出现。患者对于医生的治疗方法、治愈程度及生命期限担忧不已，心里七上八下，严重时会出现心理问题，导致病情急剧恶化，降低生活质量，因此做好癌症患者的伦理护理，对患者的治疗效果及生活质量的提高起着举足轻重的作用。

一、癌症患者护理过程中存在的伦理问题

（一）患者疑心增强，敏感忧郁

患病初期癌症患者主要表现为紧张、怀疑、没有信心等。个别患者性情固执，常自以为是，不听劝告，疑心重，加之很多患者亲属为维持患者的希望而隐瞒病情，这样患者对大夫、护士的态度、说话方式及家人对自己的态度等非常敏感，容易猜疑别人的行为。少数患者一旦了解自己的病情，认为癌症即是宣告生命即将结束，就对生活失去信心，整日闷闷不乐，孤独抑郁，想到自己未完成的事业，没有照料的亲人、朋友，便会从内心深处产生难以言状的痛楚和悲伤。

（二）患者内心矛盾冲突严重

患者一旦知道自己患了癌症，会更加留恋亲人、留恋人生，但又容易产生自我低估、自我责备以及无望和无助感，表现出倔强、不愿与人交往，少言寡语，易伤感、悲哀。很多患者一方面有很强的求生愿望，希望得到先进、妥善的治疗，能够早日解除痛苦，重新回归到正常的生活状态，但一方面又担心家庭经济负担，害怕由此给家庭成员带来沉重的经济压力，害怕治疗的后果是疾病没有治愈，家庭又背负沉重的外债。这样，患者内心矛盾冲突严重，内心备受煎熬。

（三）是否应尊重患者的知情同意权

很多患者家属和医护人员认为对患者应该尽量隐瞒病情，害怕患者知道病情真实情况后会悲观失望，不利于疾病的治愈。但是要不要全盘告知癌症患者的真实病情，确实是一个两难的抉择。有的医护人员主张第一时间全盘告知，认为这是国际的先进做法，可以使患者享有充分的"知情权"，可以使患者积极参与治疗和作出决定。而选择完全不告知和隐瞒病情，也会带来一些问题，比如患者不配合、不坚持治疗等。

二、癌症患者的护理伦理要求

（一）增强护患沟通，做好心理护理

首先，给患者创造一个好的环境。根据患者的性别、爱好及性格特点，将病室环境布置得亲切、温馨，分散他们对癌症的注意力。护士要经常与患者交流，多解释、安慰，介绍成功病例，增强患者自信心。很多患者突然得知身患癌症，毫无思想准备，周围亲人再过分关心和紧张，往往使患者产生了巨大的压力，恐惧感油然而生。护士应最大限度地调动家庭和社会的力量，合理运用社会支持系统，做好患者单位、家庭子女的工作，让其经常陪护和探视患者，帮助癌症患者树立信心。当患者提出各种问题时，用婉转的语言作耐心恰当的解释，癌症患者比较敏感，护理人员的态度、行为会对其生产较大的暗示作用。所以，护士应善于运用这种暗示，积极主动与患者交往，而不要窃窃私语，耐心倾听患者的诉说，对症状改善者及时加以鼓励，对病友之间互帮互助加以安慰和鼓励，提供情绪上的有效支持，减少由疾病造成的压力。

（二）积极帮助患者减少内心矛盾

护士应对患者的职业、文化、家庭以及个人的生活境遇多多了解，熟悉患者的治疗方案和具体治疗方法，无论家庭条件能否帮助患者积极治疗，均应鼓励患者正确面对。随时掌握患者的心理变化情况，了解患者真实的心理状态，根据患者将要或者可能出现的心理变化和心理规律，制定出切实有效的预防措施和心理护理方案。很多癌症患者一旦获悉自己患了不治之症以后，生的欲望降低，而死的欲望会增强。护士要用坚定的表情、不容置疑的语言取得患者的信赖，唤起患者的希望和求生的信念，帮助患者排除不

良的心理状态,减轻内心的矛盾和彷徨。当患者萌发希望之后,鼓励他们积极参与生活,鼓励患者承担力所能及的生活事项,并使他感知到自己的积极主动给家庭带来的欣喜和希望,多增加交流和沟通,使患者从压抑、焦虑、烦恼、苦闷中解脱出来,移情逸志,积极调控心理。

(三)尊重患者的知情同意权,并能合理运用

关于癌症患者对疾病的知情同意权,有不同的说法。有的认为隐瞒为好,有的认为应该开诚布公。目前,总结的最切合中国国情的有效对策是主张"适当告知原则",即"在适当的时候,以适当的方式,告知其适当的部分"。而"适当的时候",一般指治疗3~5个月以后,患者最敏感、最脆弱、最容易出现心理"休克"的时期已过,而且当事人也感觉到自己的病情不同于一般,内心有一定的疑虑和敏感,所以可以"以适当的方式,告知其适当的部分"。这样做的优点是,一方面消除患者与日俱增的敏感疑虑心理,对患者的心理伤害也最小;另一方面,可以使患者能积极适应漫长而痛苦的治疗过程。研究也表明,患者的适当知情,明显地有助于后续的治疗和良好疗效的取得。

另外,根据患者的个人性格特征、生活方式的不同也可选择不同的告知方式。对有些文化层次较高、心理素质较好的可以开诚布公,使患者有一定的心理准备和自主决定权;对善疑虑、情绪不易稳定者可以视患者的心理接受能力、可能的预后情况而适当告知;对高龄肿瘤患者,治疗方式一般不主张创伤性治疗,而采取一些毒性小的中医药治疗,告知后会给老年人带来担惊受怕的危险和可能,所以应不告知或少告知为妙。

总之,运用合理的护理伦理方式来参与癌症患者的护理,可以提高患者的生命质量,减少患者的痛苦,增加患者的舒适程度,维护患者的尊严,鼓励患者树立战胜疾病的信心和希望,积极调动自身的力量,去遏制癌症的发展,保持良好的心态,珍惜生命的每一天。

考点:癌症患者护理伦理要求

案例8-5分析

患者在清醒时立下的字据具有法律意义,应该受到尊重。但家属希望尽量延长患者的生命,这也是可以理解的。

考虑到卫生资源的缺乏,患者既然已到癌症晚期,使用高技术抢救、治疗只是延长患者的痛苦;不进行抢救和治疗,对患者、他人均是有益的,这也是对患者人性的尊重。医生应向家属解释清楚,必要时可以出示患者立下的字据。

第6节 临终患者的护理伦理

案例8-6

患者,男,76岁。因与家人争吵过度激愤而突然昏迷,迅速送至某医院急诊。经医生检查瞳孔对光反应、角膜反射均已迟钝或消失,仅有不规则的微弱心跳,血压200/150mmHg,大小便失禁,面色通红,口角歪斜,诊断为脑出血、卒中昏迷。经三天两夜抢救,患者仍昏迷不醒,且自主呼吸困难,各种反射几乎消失。

面对患者,是否继续抢救?医护人员和家属有不同看法和意见。医生甲说:"只要患者有一口气就要尽职尽责,履行人道主义的义务。"医生乙说:"病情这么重,又是高龄,抢救仅是对家属的安慰。"医生丙说:"即使抢救过来,生活也不能自理,对家属和社会都是一个沉重的负担。"

但是,患者长女说:"老人苦了大半辈子,好不容易才有几年的好日子,若能抢救成功再过上几年好日子,做儿女的也是个安慰。"表示不惜一切代价地抢救,尽到孝心。儿子说:"有希望抢救过来固然很好,如果确实没有希望,也不必不惜一切代价地抢救。"并对医护人员抢救工作是否尽职尽责提出一些疑义。

问题:

请用伦理学知识进行分析此案例。

随着社会的不断发展,我国正步入一个老龄化的社会,由于家庭模式的缩小及癌症患者的增多,做好临终护理工作,是目前护理研究的重要课题。护士不仅应该从生理、心理、社会角度去理解临终患者并实施实施护理外,还应当自觉运用现代护理伦理观点、原则来指导对临终患者的关怀,使他们精神上得到安慰,心理上减轻痛苦,提高弥留之际的生命力量。

一、临终患者护理过程中存在的伦理问题

(一)临终患者心理情况复杂多变

临终患者面对自己生命即将结束时,会产生对生的渴望和对死的恐惧,内心遭受巨大的悲伤和痛苦。早期患者通常无法接受事实,否认事实;当病情趋于危重时,就表现为烦躁不安,暴躁易怒,不讲道理,甚至不接受治疗,或者将愤怒发泄于家属和医务人员;随着病情的发展,患者慢慢会不再怨天尤人,但期待好的治疗效果并不断提出要求,对过去错误行为表示悔恨,并请求宽恕;随着病情日益恶化,患者不得不面对现实,忧郁、悲伤、痛苦、绝望,忍受不了疾病的痛

苦,不愿家人离开;后期患者知道自己即将死亡,极度疲劳衰弱,表现平静,希望独处的空间,对死亡不再恐惧和悲伤,情绪变得平静和安详。

(二)临终患者及家属有知情权和决策权

患者进入临终阶段后,多数家属不同意告知患者疾病的恶性程度和不良预后,担心患者遭受打击,心理上难以承受。而也有部分患者和家属认为患者应当知道疾病的诊断和转归,以便有充分的心理和思想准备,面对现实。其实死亡既是对死者的不幸,更是对生者的考验。患者可以尽情宣泄,家属却要强装笑颜,承受巨大体力、心力透支的同时,甚至可能因此放弃治疗,往往承受着巨大的经济负担和压力。所以患者家属所承担的痛苦,往往超出临终患者的自身体验。

(三)注重治疗还是生命质量

随着医学科学的进步和医学技术的不断提高,各种危重症患者救治成功率显著提高。但对于临终患者,是应该用先进的仪器和药物维持其基本的生命体征,延长其生存时间,还是应该节约卫生资源,在临终时期保障其生命质量的问题,一直引起了很多人的关注。一般经济发展水平较高的国家和地区多数选择尽量维持生命,但在经济发展水平不高的国家和地区,人们选择放弃生命也是极其不情愿的无奈选择。对无法救治的临终患者和脑死亡患者而言,接受放弃治疗的观念能够节省下大量的卫生资源,但是对有希望救治,但仅仅因为经济能力而放弃治疗的患者和家属来说,就有可能是对生命尊严的无视,并可能引发一系列的家庭和社会伦理问题。

二、临终患者的护理伦理要求

(一)尽量满足患者的心理需要

临终患者的心理过程非常复杂,心理需求大大增加,护士应了解临终患者的心理活动及变化规律,坦诚地与患者沟通,理解、宽容,善待患者的情感,减轻其心理压力,亲切地多同患者交谈,倾听他的主诉,生活上多给予关心和照顾,并根据患者的需要随时出现在患者身边。很多患者不相信自己生命即将结束,这时护理人员不要揭穿患者的防卫,但也不要撒谎,保持一种坦率、诚实的态度,仔细地听患者讲他们所知道的情况,给予支持和理解,维持其希望感。对于意志坚强、能够正确对待死亡的人,可将真实情况告诉本人,激发他的斗志,有利于更好地配合治疗,有利于延长寿命,公开与他们谈论病情,也有利于交流感情,给予心理支持。对于敏感忧郁的患者,护理人员应注意不要在患者面前谈论病情,应对患者进行特别护理,使患者有一种安全感。一名合格的护理人员,应根据临终患者不同时期的心理特点,进行心理护理,帮助患者在最后的生命阶段建立最佳的心理状态。

(二)尊重患者及家属意愿

尊重患者及其家属的选择权,对于一些恶性疾病,治疗已经没有意义,应运用现代护理学开展临终护理工作,满足患者及其家属的需要。如果患者家属对此问题所持态度与患者明显不同,护士一定要加强与家属的交流和沟通,可以将患者的病情及时告诉患者家属,但在患者面前尊重家属的告之或隐瞒的决定。同时,医护人员口径与家属一定要协调一致,以免引起患者更大的恶性后果。对因各种原因放弃治疗的患者家属,护士也应理解他们,尊重他们,不要讽刺或责难家属,减轻其负疚感。满足患者亲情的需要,临终关怀病区应为亲属探视提供场所,积极进行聊天及情感上的交流,使患者感受到亲朋好友对他的爱和关心,给予患者和家属适当的私人空间,满足家属适当生活护理的要求使患者产生被认可的亲切感、满足感,增加愉快心情,延长生命。

同时,护士应主动帮助患者家属处理死者善后,对患者家属给予理解、同情和心理支持,向他们宣传生与死的客观规律,以及临终阶段提高生命质量的重要性。尽量减轻家属的负担和悲痛,鼓励他们战胜心理危机,促进其心理的健康发展,帮助家属早日从失去亲人的悲痛中解脱出来。

(三)尊重死亡,注重生命质量

临终护理应充分体现"以人为本"的原则,充分尊重患者和家属的意愿,满足患者爱与自尊的需要,对于无法治愈的患者,应该注重生命质量的提高,而不是无谓的医学治疗。长期以来医学主要关心治愈疾病、维护生命健康,却忽略了对临终患者的真正关爱和照顾。我们应彻底更新观念,帮助临终患者及其家属进行死亡教育,帮助濒死患者克服对死亡的恐惧,学习"准备死亡,面对死亡,接受死亡"。对于临终患者,其生命质量相对较低,浪费过多宝贵的医疗资源不如协助患者安静地、有尊严地死去。临终护理应尊重生命,注重生命质量,关注护理而非治疗。尊重死亡是一个自然的过程,最大限度地减轻临终患者的痛苦,满足其需求,使其安然离开,不仅维护了患者的尊严,还保持了人的完整性和人格尊严。临终关怀以尊重和爱护每个生命,通过营造温馨、和谐的环境,提供充分、全面的生活和心理护理,最大地满足患者的要求,圆满地走完生命的最后一程。

总之,实施临终护理时,护士应以提高生命质量为宗旨,尽量减轻患者生理和心理上的痛苦,满足其需要,维护其尊严,减轻家属的悲痛并给予心理支持。临终护理蕴含着深厚的伦理道德内涵,护理工作者只有不断加强化道德修养,不断提高自己的综合素质,完善自我职业操守,才能推动临终护理事业不断向前。

☞考点:临终患者的护理伦理要求

案例8-6分析

医护人员履行了治病救人的职责,毫不懈息地为这位高龄患者抢救了三天两夜,分明已尽到了责任。至于病情未见好转反而加重,这表明在现有医疗条件下,病情难以逆转。

1968年,哈佛大学医学院特设委员会提出了脑死亡标准即患者自主呼吸停止,无感受性和反应性,诱导反射消失,脑电波平坦,进入不可逆转的深度昏迷状态,并在24小时内反复测试结果无变化者,就可宣布死亡。这位患者基本符合上述标准。因此,医护人员如实告诉患者家属不能再改善其生命质量,取得家属知情同意,仅采取支持疗法或撤销救护措施而放弃对患者的抢救,是符合生命伦理学观点,因而也是道德的。但在谈话中应注意方式,切忌简单、生硬。

如果医护人员向患者家属讲明真实病情,表明态度后,而家属执意坚持继续抢救,医护人员仍应以认真负责的态度对待,因为人们的传统习俗和心理状态不是一朝一夕能改变的,需要长期努力。

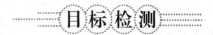

简答题

1. 妇产科患者护理过程中存在的伦理问题及护理伦理要求有哪些?
2. 儿科患者护理过程中存在的伦理问题及护理伦理要求有哪些?
3. 老年患者护理过程中存在的伦理问题及护理伦理要求有哪些?
4. 手术患者护理过程中存在的伦理问题及护理伦理要求有哪些?
5. 癌症患者护理过程中存在的伦理问题及护理伦理要求有哪些?
6. 临终患者护理过程中存在的伦理问题及护理伦理要求有哪些?

(王丹凤)

第4篇 综合护理伦理

第9章 护理科研伦理

> **学习目标**
> 1. 了解护理科研、人体实验、人工辅助生殖技术等概念
> 2. 熟悉护理科研伦理规范、人体实验的伦理规范、人工辅助生殖技术的社会价值
> 3. 熟悉护理科研的伦理学问题、知情同意的内容、人工辅助生殖技术的伦理问题
> 4. 掌握护理科研伦理准则、人工辅助生殖技术的护理伦理原则

第1节 护理科研伦理

案例9-1

1969年,美国一肿瘤研究所宣布,他们在延长植皮的存活时间方面有了新的突破,已完全克服了免疫排斥反应。事实上是否这样呢?到了1974年,人们拆穿了这一骗局,原来老鼠身上的有色皮肤不是新移植上的,而是涂了一层颜色的皮肤。这一"着色老鼠事件"已成为科学界的著名丑闻(图9-1)。

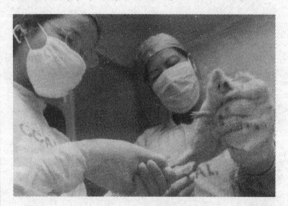

图9-1 着色老鼠

而1973年4月,美国著名科学家赛宾在美国科学院宣布,他发现疱疹病毒可以引起某些人体肿瘤,但一年后,他在一个研究生班上宣布收回以前发表的材料,因为这个实验不能重复做出,无法证实其可靠性。在收回材料的同时,他又在美国科学院学报上发表了收回材料的声明。这种知错就改的高尚行为受到科学界人士的广泛赞扬。以上两个正反方面的事例,说明医学科学研究,必须尊重科学,实事求是,捍卫真理。

问题:
1. 什么是护理科研?
2. 我们从"着色老鼠事件"中体会到护理科研应该具有什么样的精神和态度?

一、护理科研

护理科研(introduction to nursing research),是用科学的方法反复地探索、回答和解决护理领域的问题,直接或间接地指导护理实践,提高对患者护理的过程。护理科研同其他科学研究一样,具有探索性和创新性,这个本质特征规定了科学研究应具有主动性、自觉性和计划性,规定了科研工作的正常程序。护理科研的正常程序能够正确地指导研究工作顺利进行,使护理科学研究活动符合科学规律,取得科学的结果。护理科研是现代护理活动的重要组成部分,是护理学发展的关键环节。护理科研的基本任务是认识和揭示疾病的发生、发展和转归过程,提出护理的有效措施和方法,并以此提高护理技术水平、促进人类健康、保证社会安定和繁荣。

护理科研伦理是促进护理科研发展的重要动力,是保证护理科研活动达到预期目的的重要条件。

二、护理科研道德的特点

从事护理科研的护理工作者,除了要有科研工作的智力素质和必要的科研手段外,还必须具备一定的护理科研伦理素养。

护理科研伦理是指护理科技工作者在参与临床医疗科研和护理科研中应遵循的道德准则。它既是顺利实现现代护理科学研究的重要保证,也是全面实现现代医学科研促进人类健康这一最终目标的重要保证。

(一) 广泛性

新的医学模式使护理概念、护理内容以及护理工作方法等多方面都发生了变化,护理科研不仅要吸收中西医学和护理学的最新研究成果,而且还要借鉴和汲取社会科学、人文科学、自然科学等方面的知识,护理科研日益丰富与深入。例如,对护理心理、护理伦理、护理教育、护理美学、护理哲学、护理管理、预防保健、老年保健、临终关怀以及与医学相关学科交叉研究日益增多。"无性别护理"也被列为现代护理科研的重要内容。整体护理观念认为人是生理、心理与社会的统一体,"无性别护理"属于生理部分。国内大部分医院,护士的工作只是局限在注射、送药等辅助治疗工作上,为患者洗头、洗澡等生活护理一般由护工去做。无性别护理既是对传统观念的一个挑战,也是护理内容发生变化的一个体现。如何把此项工作做好并逐步完善起来,很值得研究。可见,护理科研的研究内容十分丰富与广泛。

(二) 复杂性

一般自然科学的科学研究,可以在特定条件下,以相同对象重复实验,来获得对事物本质的认识。而护理科研对象是人,对于人的生命、疾病、健康等方面的研究,不能单纯地运用生物医学模式、规律和方法,还需要运用社会学、心理学、伦理学等社会科学、人文科学的知识加以分析研究。除了运用一般的方法外,还要运用一些独特的方法,例如临床观察、动物模拟实验、人体实验、群众调查和心理测验等。其次,由于人的生理、心理、病理的个体差异很大,所处的生活环境、工作性质、经济状况等情况不同,在科研中很难获得完全一致的研究结果,因此护理科研的难度大大地增加。最后,由于人体的实验研究必须经过动物实验,当实验证实对人体无害时,才能运用到人的身上。由此可见,护理科研的实验过程繁杂、耗时长,效果不易很快显示出来,这些都大大地增加科研的复杂性。

(三) 时代性

进入21世纪以来,人类已经在教育、科学、经济等多方面实现了全球化、国际化,许多学科之间相互渗透,使各个领域都呈现出更加广阔的发展前景。在医疗护理领域,新理念、新方法、新技术也层出不穷,特别是人类健康新理念的确立,使人类对自身健康的认识上升到一个新的层面。因此,对医疗护理的要求也不断提升,尤其是对康复护理更加追求完善。这些都对护理科研工作者提出了挑战。现实要求护理工作者要不断更新观念,完善护理程序,改进操作方法,引进现代最新科学技术和科研成果。同时,针对医德情感的日益淡漠,社会也在呼唤医学人文精神的回归。护理科研工作者不能漠视时代的发展和社会的进步,在科研中,一定要带着爱心,充分运用现代医学心理学、医学社会学、医学人类学、医学伦理学和医学美学等学科的知识和规律去研究护理工作,在时代的前进中让广大患者得到最科学、最人性的关怀和照护。

(四) 实用性

现在各医院诊治技术不断更新,治疗手段更加先进,患者的要求也更加追求完善。这些都给我们护理工作者提出了更新、更高的要求。护理人员在进行研究工作时就必须围绕探索合理的护理程序、改进护理操作方法、在护理工作中引进现代科学技术等来进行,使广大患者得到最科学、最满意的护理,从而提高护理质量和水平。护理研究的对象是人,研究的成果又作用于人本身。对人的本质、规律的研究,单纯地用生物医学的规律、模式和方法难以阐明和解释,还必须用医学心理学和社会医学等规律去研究说明。只有这样,我们的研究成果才适合于现代医学与护理模式,才适合于人的需要,才能实用于当今护理实践的需要。

(五) 艰巨性

受工作性质限制,护理科研工作大多在护理患者的实践中摸索进行,很少能在实验室中进行。由于人类生命的特殊性,许多有创造性的护理措施的研究不能直接在患者身上进行。所以,进行护理科研常常条件不充足,实践周期长,经验的积累和耐心的探索决定了护理科研的艰巨性。同时,由于长期以来,各类医院护士都缺编,工作超负荷运转,加之护理队伍的整体素质偏低,护理科研工作困难重重。

(六) 紧迫性

生物医学高新技术的临床应用带来一些伦理难题。比如,对于植物人,是坚持治疗护理下去,还是放弃治疗与护理?安乐死中的伦理问题如何解决?这些年临床医学有了长足的发展,但护理科研工作相对落后,它已不能适应医学和社会的快速发展,因此护理科研任务繁重而紧迫。

三、护理科研道德的作用

护理科研可提高护理质量,从而提高医院诊治质量,加快患者的康复,提高病床周转率。具体来说具有如下的作用。

(1) 护理科研道德能够促使护士正确认识自身的价值。护理科研道德是护理科研工作沿着健康轨道发展的重要保证需要。护理人员只有具备了良好的护理科研伦理道德和精湛的科研技术,才能使科研工作收到预期的效果。科研成果的实现及其在实践中的应用,能够体现护理科研人员的价值所在。

(2) 护理科研伦理能够使护士最大限度地开发聪明才智。高尚的护理科研伦理道德,能够使护理人员自觉地把为人类造福作为护理科研的根本宗旨和目的,能够端正护理科研动机,把握正确的科研方向;高尚的护理科研伦理道德,能够激发护理人员勇于开拓、奋力进取,敢于攀登护理科研的高峰;高尚的护理科研伦理道德,能够使护理人员不怕挫折,不畏艰险,勇于牺牲,乐于奉献;高尚的护理科研伦理道德,能够最大限度地开发护理科研人员的聪明才智,使之富有创新与创造精神。

(3) 护理科研伦理可以净化护士的心灵。高尚的护理科研伦理道德可引导护理人员在科学研究中坚持实事求是,尊重客观事实,保证科研工作的严肃性与科学性;高尚的护理科研伦理道德可以促使护理人员做到谦虚谨慎,团结协作,尊重他人劳动,处理好个人与集体的关系;高尚的护理科研伦理道德可能净化护理科研人员的心灵等。

四、护理科研的伦理规范

护理科研的具体道德要求,是指关于护理科研选题、组织、资料收集、实验观察、结果分析及其发表应用等每一环节应该遵循的道德规范。护理科研的一般道德要求,则是贯穿于上述每一过程的总体道德原则。护理科研工作者要达到预期的科研效果,除具备良好的专业技术水平外还必须遵循护理科研的以下伦理规范。

(一) 目的明确,动机纯正

护理科研的根本目的是认识人体生命的本质,寻求增进健康、预防疾病、恢复健康、减轻痛苦的途径和方法,提高人类健康水平和生活质量。护理人员从事科研工作必须从卫生事业和人民健康的需要出发,科研行为的目的和动机都应以社会价值为出发点,着眼于广大人民群众的健康需求,努力促进人民的身心健康和社会文明进步。因此,护理科研也必须突出强调社会需要原则,以人类的健康利益为第一目标,显示出造福人类的根本性护理科研目的。

(二) 不断求索,献身科学

护理科研的实质是不断发现、发明,不断地增加新知识,建立新理论,发明新方法,揭示新规律。因此,护理科研工作者必须有不断探索的精神。探索是创新的必由之路。科研探索是一个漫长、曲折的过程,会遭到各种难以想象的困难、险阻和挫折,甚至会有生命危险,而且还会受到社会舆论和各种因素的干扰。例如在护理科研中,各种细菌、病毒、寄生虫、放射线、有毒物质都随时可能危害研究者的健康甚至危及生命。面对各种困难和阻力,科研工作者要不怕危险、挫折、嘲笑和打击,始终坚信真理、绝不动摇,正确对待失败。

(三) 尊重科学,严谨求实

要在坚实的业务知识和统计学知识基础上进行科研设计,坚持以科学的方法为指导,使之具有严格性、合理性和可行性。课题设计要按照统计学的随机、对照和重复三个原则,任何科研课题的设计缺少对照组、不随机和不能重复其结果都是不准确的、不严肃的,也是不科学的。

要严格按照设计要求、实验步骤和操作规程进行实验,切实完成实验的数量和质量要求,观察实验中的各种反应,真实地记载实验中的阳性和阴性反应,确保实验的准确性、可靠性和可重复性。

要客观分析综合实验所得的各种数据,既不能主观臆造,也不可任意去除实验中的任何阳性反应,要善于分析比较。伪造或擅自改动科研数据、资料,假报成果,抄袭剽窃他人成果等行为都是不道德的,理应受到道德舆论的谴责,严重者将受到法律制裁。

(四) 尊重同道,团结协作

尊重同道,团结协作是护理科研道德的重要规范。每个护理科研工作者要按这一道德标准来衡量和约束自己的研究行为,使研究不满足于已有的成就,虚心求教于人,不断进步,不断提高自己的学识。同时,要发扬民主学术作风,在自由、公正的争论中,辨清是非,坚持真理,发展真理。另外,护理科研工作者要积极开展学科间、行业间、单位间乃至国际间的协作配合,在科研攻关中善于协调好各种人际关系,在合作中与同事相互沟通、相互支持、相互配合、团结协作,充分发挥个人专长和集体智慧,取得最佳的科研成果。

(五) 善待成果,善用成果

科研成果的取得是个人和集体智慧与劳动的结晶,科研道德要求每一位参与者互相尊重,在荣誉面前表现出高尚的谦让精神。在联名发表著作、公布成果时要实事求是地对待文章的署名。要按贡献大小进行利益分配,切不可把物质利益当作追求的目标斤斤计较,也不可不顾各自的贡献搞平均主义分配。对待科研成果不得盗名窃誉,剽窃他人成果据为己有的行为是缺乏科研道德的,甚至是违法的行为。

现实生活中,科研成果应用在道德上存在"善用"、"恶用"两种对立情况。"善用"就是以人类健康事业为最高道德目标,体现医学和护理的道德本质,把新成果用于解决人类疾病和健康问题放在第一位,商业利益放在第二位。"善用"科研成果还包括"慎用"科研成果,科研成果的应用存在着满足现代需要和防止危害未来的统一问题,这也是当代科研成果应用中的尖锐道德问题。"恶用"就是以谋取商业利益为唯一目的,把新技术新成果当成谋取个人、集团利益的工具,在应用中收取高价。"善用"符合医学目的,是我们社会倡导的理想道德标准。科研工作者要把全社会、全人类的整体利益和长远利益放在首位,本着认真广泛研究、推广慎重的原则办事,履行自己的科研道德义务。由于人体实验中存在着一系列的道德问题,针对法西斯分子滥施人体实验的暴行,1946 年德国纽伦堡国际军事法庭制定了《纽伦堡法典》。这是关于人体实验的第一个国际性伦理文件。1964 年,芬兰的赫尔辛基召开的第十八届世界医学大会又通过了包括人体实验在内的第二个国际性伦理文件——《赫尔辛基宣言》,并且自 1975 年以来进行多次修改,2000 年修改后的宣言多项条款涉及人体实验应遵循的伦理原则。

☞考点:护理科研的伦理规范

案例 9-1 分析

1. 护理科学工作者除应拥有较好的专业技术水平外,还必须具备良好的科研水平及其道德素养。护理科研伦理是指护理科技工作者在参与临床医疗科研和护理科研中应遵循的道德准则。它既是顺利实现现代护理科学研究的重要保证,也是全面实现现代医学科研促进人类健康这一最终目标的重要保证。

2. 这种知错就改的高尚行为受到科学界人士的广泛赞扬。以上两个一正一反方面的事例,说明医学科学研究,必须尊重科学,实事求是,捍卫真理。

第 2 节 人体试验的护理伦理

人体试验是医学研究中的一个重要方面,很多医学成果都是通过人体实验而取得的。但人体实验必须为人类健康服务,背离这个原则是不道德和不允许的。

> **案例 9-2**
> 某患者由于慢性肺源性心脏病入住某院呼吸科,医生在没有征得患者及其家属同意的情况下,将一正在进行临床观察的口服制剂给予患者服用。后来被该患者发现,但是在医生的劝说下继续服药并签订同意试验合同。签订合同后第三天,该患者没有任何原因,要求中止实验。
> 问题:
> 1. 请问该医生违背了人体试验中所应遵循的哪些伦理原则?
> 2. 该患者是否有权中止试验?

一、人体试验的意义

人体试验也可称为人体研究,是指以人体作为受试对象,科研人员有控制地对受试者进行观察和研究,以判断假说真理性的行为过程。这里的人不仅指患者,也包括健康的受试者。在医学研究中,人体试验是在基础理论研究和动物实验之后、常规临床应用之前的中间研究环节。因人与动物的差异性,决定了任何一种新药物、新技术经历动物实验等多种研究之后,必须经过一定的人体试验,证实无害或利大于害时才能正式推广使用。人体试验是医学发展的前提和基础,没有人体试验就没有医学今天的发展。

二、有关人体试验的伦理规范

第二次世界大战时,纳粹德国的医师,在未经集中营俘虏们的同意下,对他们施行人体试验,曾引起举世的震惊。为避免类似现象再次发生,1947 年纽伦堡大审时,制定了《人体试验规范》。1964 年世界医学会也于其《赫尔辛基宣言(declaration of Helsinki)》中提出人体试验的伦理规范。美国医学会后来也制定了《临床研究的伦理指引(ethical guidelines for clinical investigation)》。中国台湾地区医疗法中对人体试验也有规定。以上这些伦理规范都是用来保护受试者,避免他(她)们遭受不必要或不人道的伤害,其中《纽伦堡法典》和《赫尔辛基宣言》是最具代表性的文件。

(一)《纽伦堡法典》

《纽伦堡法典》为 1947 年纽伦堡大审时所制订。《纽伦堡法典》的重点放在是否应准许以人体做试验?若允许以人体做试验,则应将有关实验之目的、方法、危险性以及预期的结果告诉受试者,在受试者完全了解之后同意接受,才可正式施行。其主要内容如下。

(1) 绝对需要受试者的知情同意。
(2) 实验是对社会有利的,又是非做不可的。
(3) 人体实验前先经动物试验。
(4) 避免给受试者精神和肉体的痛苦及创伤。
(5) 估计受试者有可能死亡或残废的,不准进行实验。
(6) 危险性不超过人道主义的重要性。
(7) 精细安排,采取一切措施杜绝发生伤残。
(8) 实验必须由受过科学训练的人来进行。
(9) 实验期间,受试者有权停止实验。
(10) 实验过程中,发现受试者有可能伤残或死亡时,应立即停止试验。

(二)《赫尔辛基宣言》

1964年芬兰赫尔辛基召开第18届世界医学会时,会议通过了有关人体试验的规范,具体内容如下。

(1) 人体实验的目的必须是为改进诊断、治疗和预防的技术,了解疾病的病因和发病机制,更好地维护人体健康。
(2) 必须承认有两种医学研究,一是主要目的为诊断和治疗,二是纯粹的科学研究,跟患者的诊断和治疗无直接关系。
(3) 实验必须符合普遍认可的科学原理,经过周密的实验室和动物实验,实验程序的设计得到科学的说明,实验者熟悉过去有关文献。
(4) 实验方案应由专门委员会考虑、评价和指导,要有受过严格训练、有资格的人和被认可的临床科研者监督进行,尊重和保护受试者的权利,减少对其肉体、精神及人格的冲击。
(5) 发表和公布实验报告,要忠于事实,准确无误,违背《赫尔辛基宣言》道德原则的,不得发表。
(6) 实验要着眼于未来,不影响受试者的外界环境和生活福利。
(7) 实验前告诉受试者实验目标、方法、预期好处、潜在危险及不适感;受试者可随时撤销同意实验的承诺,而不影响合理治疗。
(8) 实验指导思想是《日内瓦宣言》中规定的"必须首先考虑的是患者的健康"及《国际医德守则》中规定的"任何行动或建议只能符合人类的利益而不能有损人类肉体和精神的抵抗力"。

三、知情同意伦理准则

(一)知情同意的概念

知情同意指的是参与者已被充分告知有关研究的信息,且能充分理解相关的信息,具有自由选择参与或退出研究的权利。知情同意包括两个方面,即知情和同意。知情,指让受试者明了和知晓与人体试验有关的必要信息。同意,指受试者自愿确认自己同意还是不同意参加该项研究的过程。部分研究者仅重视获得知情同意书的签字,却对受试者的知情重视不够。这与知情同意的概念是相违背的,因受试者知情不充分就谈不上自愿地同意。因此,知情同意可理解为包括四个基本要素:必要信息、充分了解、完全自愿、书面签署。

(二)知情同意的内容

提供给研究对象知情同意的内容需包含下列信息和资料。

1. 研究目的　应该以研究对象能够理解的语言清楚地说明研究目的,尽量避免使用专业术语。

2. 研究内容及方法　包括研究的步骤、过程、检查项目和频度、所需时间期限、留取血标本的总量等。其中也包括任何处置措施的说明,应该告知研究对象所接受的健康照顾活动哪些是因参与研究而设计的,哪些是常规性的。

3. 资料收集时间　说明每次收集资料约需要多长时间和研究过程为期多长时间。

4. 资料种类　研究对象需要被告知在资料收集期间将被收集的资料是何种性质,他将接受哪些资料收集过程的安排,及从他身上所获得的资料将如何被使用。

5. 样本的选择　研究者应说明参与者是基于研究的哪些条件被选择的,且说明会有多少样本参与该研究。

6. 研究的性质或赞助单位　若研究是学位论文或课程的性质,应加以说明。若研究有相关单位或基金资助,也应一并说明。

7. 隐私的保护　说明参与者的隐私权将受到保护。告知研究对象其个人资料及其参与研究均属保密内容,若公开发表试验结果,也会对受试者的身份保密。

8. 受试者的义务和不便　告之研究对象参与本研究需要注意和配合的相关事项,比如有什么联合用药的限制、需要做什么饮食配合、有何禁忌(节育、吸烟、开车、高空作业等)等,以便受试者有充分的心理准备并给予配合。

9. 可能的利益　由于参与研究给研究对象带来不便,花费了他们的时间,从他们身上获得了信息和资料,因此研究者可适当地给予一定的补偿。比如,研究者可向他们免费提供与研究有关的医疗服务、使用医疗设施和检查项目。但是支付的金钱数额不能过大,提供的医疗服务范围不应该太广泛,否则会有诱导研究对象参与研究之嫌。

10. 预期的风险和受益　参与者需被告知,参与研究对治愈或缓解原有疾病的可能性、可能出现的程度及其不良反应;有哪些受益及可能会发生的风险(心理的、生理的、经济的等)与需要付出的代价。如果预期有伤害或危险发生,则应将处置措施加以说明,使受试者事先可权衡参加研究的利弊,以做好充分的思想准备。

11. 自愿同意　研究者需清楚地说明受试者参与研究是自愿的,如不愿意参与也不会导致利益的损失或任何伤害。

12. 退出研究的权利　告知研究对象即使同意参与研究之后,也可在研究过程中的任何阶段随时退出而不会遭到报复或歧视,其医疗待遇与权益不受影响。且在研究过程中,参与者有权利拒绝提供某些资料或回答某些问题。

13. 联络的信息　研究者应该向参与者提供取得联系的信息,以便其需要时能进一步了解有关研究的问题、与研究主题有关的困扰或建议。

四、人体研究的伦理审查

近年来,在有关国际生物医学研究伦理的文献中,越来越注重对生物医学研究项目进行科学性和伦理学的审查。

(一) 人体研究项目的伦理审查

所有涉及人体试验的生物医学研究项目必须经过伦理审查委员会的审查,项目批准后在实施过程中还应接受伦理审查委员会的监管。伦理审查委员会具备下列特点:①恰当性,伦理审查委员会的组成、工作程序及在作出评估和决定时,应合乎伦理要求并恰如其分;②及时性,对申请审查的研究项目应进行及时的审查并给予反馈;③有效性,伦理审查工作要体现出其应具备的能力且卓有成效;④独立性,伦理审查委员会必须独立于主办者、研究者,不受机构、专业、政治、市场的影响,也无法从该研究获得任何直接的物质和经济上的好处。

按照国际惯例,伦理审查委员会的成员应包括多方面的人士如包括科学家、医疗卫生工作者或其他方面的专业人员如律师、伦理学家、护士和普通职员,甚至可吸收局外人,因为他们代表所在社区的道德和文化观,这样可充分、全面地审议提交的科研设计。委员会还应由男女成员共同组成。由于该委员会往往需要审议一些特殊疾病,比如截瘫或艾滋病,因此其成员也可包括这些疾病患者;同时,针对老年人、儿童、学生和雇员等群体,可吸收他们的代理人或代表参加委员会。在一些尚未设置伦理审查委员会的机构,对于护理研究项目,通常可由具有一定护理科研经验和知识的权威人士,比如开题报告的评议组专家代表或学生的导师,代替伦理审查委员会审查研究项目的科学性及是否符合伦理学原则,且给予反馈。

(二) 对弱势人群的保护

弱势人群指的是那些相对(或绝对)没有能力保护自己利益的人群比如精神障碍患者、儿童等,他们没有足够的权力、资源、力量、精神或者其他优势来保护自己的利益。有些阶层和团体也会被认为是弱势人群。这些人群通常包括一些少数民族团体、无家可归者、难民或背井离乡者、接受福利和社会帮助的人们、其他穷人、失业者、急诊室的患者、患有不治之症的患者、不熟悉现代医学概念的社区成员及政治上的弱势人群。在开展涉及儿童的研究前,研究者必须确保:获得每个孩子能力范围所及的同意,孩子对参加研究的拒绝同样被尊重;经过每个孩子的法定代理人或监护人的同意。

(三) 伦理审查的内容

1. 伦理的审查　包括审查研究设计中是否有关于伦理方面的考虑和陈述以及知情同意书等。一般,若伦理审查委员会认为研究项目符合科学性的原则,他们会审查研究中试验对象承担的可能的或已知风险与预期收益相比是否合理,研究方法是否可减小危害,扩大收益。若风险/收益比合理,伦理审查委员会就应考虑取得知情同意书的过程是否合适,及选择研究对象的方法是否公平合理。

2. 科学性的审查　包括审查研究设计是否科学、规范、严谨、合理,潜在的风险和负担以及风险/收益比,预期的利益,设计者、研究者的能力和调查问卷的信度和效度等。首先,要求每位从事护理科研和医学工作的医务人员,都必须对人的健康和生命负责,无论在何种情况下,保证受试者的利益不受侵害是第一位的。其次,医学科研工作者在人体试验过程中应当信守科学规范的道德原则,从设计到实施都必须严格遵循普遍认可的科学原理、分析方法和试验方法,以保证该研究符合科研原则,且要求研究者全面掌握该研究方面的科研文献,了解相关信息,充分进行实验室工作,且已有完备的动物实验基础。在研究方法的选择上要根据研究问题和研究目的选择正确的研究设计,在研究和资料收集过程中坚持尊重科学、实事求是的态度,不得弄虚作假。

研究项目的伦理学审查和科学性评价是不能分割开的。因为非科学性的研究常常会把研究对象置于危险中，所以在伦理学上也是不允许的。即使对研究对象没有任何伤害，没有成果的研究将浪费国家资源和研究对象的时间，同样是一种损失。因此，伦理审查委员会在对项目进行伦理学审查的同时，也必须保证该研究项目的科学性。

☞考点：人体实验知情同意的内容

案例9-2分析

1. 该医生违背了人体试验的护理道德原则中的知情同意原则。一般认为，凡涉及人体试验的操作，都应当由从事这项研究的人员对受试者在事先讲清实验的目的、意义、方法和潜在的危险等，在征得受试者的同意的情况下签订实验合同，而此医生未能征得患者同意。

2. 该患者有权中止试验。因为在人体试验中，受试者利益高于一切，而不论此实验是否存在危险或是否造成危害，故该患者有权中止试验。

第3节　人工辅助生殖技术伦理

案例9-3

1984年4月中旬，一位年轻的妇女抱着出生才11天的儿子，走进某市法院信访接待室，向法官诉说了她和儿子的不幸遭遇。她和丈夫原来有一个和睦的家庭，但婚后数年不育，求助于一家医院的医生，医生对他们做了多次检查后确诊为丈夫精液异常，建议用别人的精子对女方进行人工授精技术，出于求子心切，妻子在丈夫的同意和帮助下，瞒着其他人接受了这项技术，最终如愿以偿地怀孕了。1984年4月初，生下了一个6斤多重的小男孩。丈夫和全家人都欢天喜地。可天有不测风云，当婴儿的伯伯发现侄子的脸蛋丝毫不像弟弟时，便再三问其缘由，憨厚的弟弟终于将真相和盘托出。这位思想传统的兄长脸色顿变："家族中岂能容忍这个血统不纯的'野种'。"同时，也遭到了其他家人的百般辱骂，最令人费解的是，那位曾几何时还荣幸地认为当上"爸爸"的丈夫，竟然也站在其家人一边，硬将他的妻儿"扫地出门"。妻子在忍无可忍的情况下，提出了离婚。这是我国发生的第一起人工授精儿引起的法律争端。

问题：
1. 谁是孩子的合法父亲？是这位妻子的不育丈夫，还是捐赠精子的男子？
2. 应如何处理这件案件？

现代生殖技术的问世与应用，既给不育夫妇带来了福音，也为有遗传性疾病家族史或患有遗传性疾病的夫妇避免了在其后代再现相同遗传病的危险，但同时也冲击了人类传统的自然生殖方式和围绕自然生活方式所形成的一系列社会伦理观念，引起了种种伦理问题。

一、人工辅助生殖技术的概念

人工辅助生殖技术（ART）是与自然生殖相对应的概念。这种新生殖技术是利用现代医学科技和方法代替人类自然生殖过程中某一环节或全部过程的人工技术方法，包括人工授精、体外授精和无性生殖三大领域。

1. **人工授精**（artificial insemination，AI）　是用人工方法将精液植入女性生殖道，以取代性交途径使其怀孕的技术。在进行人工授精时，凡是精液来自丈夫的为同源人工授精（AIH），适用于丈夫性生活射精不能和精子状况不良症，以及妻子子宫位置异常或输卵管异常等；凡是精液来自供体（或第三者）的为异源人工授精（AID），适用于丈夫无生殖能力（精子死灭症、无精）、有严重的遗传病以及因血型不合而出现的习惯性流产或不育症。

2. **体外授精**（in vitro fertilization，IVF）　又叫体外授精-胚胎移植（IVF-ET）是指用人工方法在体外将精子和卵子放在含有特定营养液中授精，发育到前胚阶段（即着床前的胚胎），到形成早期胚胎时，再移植到母体的子宫内着床，发育成胎儿直到分娩的技术。由于受孕过程的最早阶段发生在体外试管内，因此也称试管婴儿技术，生育出来的婴儿称为"试管婴儿"。体外授精主要解决女性不孕问题。

3. **代孕母亲**（surrogate mother）　是指代人妊娠的妇女。代孕母亲出现于20世纪70年代末。代孕母亲或用他人的受精卵植入自己的子宫妊娠，或用自己的卵子人工授精后妊娠，分娩后孩子交给委托人抚养。

二、人工辅助生殖技术的伦理学问题

人工辅助生殖技术的应用在给许多不育夫妇带来福音的同时，也改变了人类生育的自然过程，使得人类的生殖从空间和时间上脱离了人体，导致了生殖过程与性爱、家庭、婚姻这些传统伦理道德因素的分离，不可避免地与社会伦理观念产生了巨大撞击，引发了较多伦理问题。

（一）对传统家庭模式的冲击

传统的婚姻家庭通过自然有性生殖的方式生儿育女，使得子女与父母有血缘关系，一旦生儿育女脱离夫妻关系而独立，便会使这种血缘关系打破，使得

家庭稳定性降低,松散度增加,加剧了家庭多元化倾向。

1. 同性恋家庭和不婚单亲家庭　男同性恋者或单身男士可通过找人代孕获得有自己血缘的后裔,女同性恋者或单身女子也可通过供体人工授精摆脱不能生育和没有家庭的遗憾。对此,学术界存在两种态度:有人赞成将一辈子不愿结婚的不婚单亲列入ART的适应者之列,认为他们有放弃婚姻、选择独身的权利,也有要求生育的权利;反对者从正常的孩子成长的环境和家庭结构角度考虑,认为没有母亲或父亲的家庭是残缺的家庭,不利于孩子的心身健康和成长。

2. 父母家庭　体外受精、异源性人工授精的孩子可有多个父母,包括孕育母亲(提供子宫的母亲)、遗传父母(提供精子和卵子的父母)、养育父母(孩子出生负责养育的父母)。孕育父母、遗传父母均属"生物学父母",而养育父母属于"社会父母"。如在体外受精中,一个孩子可以有5个父母。在多个父母共存的情况下,谁应该成为孩子的真正父母呢?有两种观点:一是强调亲子间的生物学联系,即认为遗传物质关系与血缘决定亲子关系,"血浓于水",血缘关系是任何其他物质无法比拟替代的;另外一种不同的观点是养育的或社会的亲子关系,即认为血缘与遗传物质关系从属于养育关系。多数国家(包括我国)的立法都肯定养育父母是道德和法律上的合法父母,因为养育比提供遗传物质更重要,也比提供胚胎营养场所更重要。亲子关系是通过长期养育行为建立的。但是,如果养育父母与孩子之间没有任何生物学上的联系,传统的基于血缘关系的亲子观念就被深深地动摇了,它给家庭稳定性和孩子的身心健康带来的危险也大大增加。要改变这种传统观念是不容易的。

3. 克隆人的家庭　克隆人的家庭关系更复杂,怎样定义克隆人与被克隆人之间的关系,是父(母)子(女)关系,还是兄弟姐妹关系呢?此外,克隆人作为社会人,是否被社会看成特殊人类,受到社会的歧视?在法律上,怎样规定他们之间的抚育和赡养义务等。容易导致人伦关系的混乱。

（二）对婚姻关系的影响

具有传统观念的人们认为,ART用人工的手段干预了自然生殖,打破了千百年以来人们一直认为"只有男女性结合才能生儿育女"和生育是性的一部分这一天经地义的规定。由于异源体外受精和供体人工授精切断了婚姻与生儿育女的联系,使传统的性爱和一夫一妻制的核心家庭遭到冲击,因外源基因的侵入,破坏了婚姻本来的排外联系,亲子代之间的血缘纽带被割断,从而人们对婚姻家庭的价值产生了怀疑。但是越来越多的人认为,婚姻是由爱情培养的人与人的关系,其中起决定作用的不是性的垄断,而是对子女的照料和彼此间的爱情。对于无子女的夫妇,如果接受ART是在夫妇双方知情同意的条件下进行的,且供体的地址和姓名等有关私人信息对受体夫妇秘而不宣,也不让孩子知道自己以这种方式出生,且受体与供体不知道彼此的地址和姓名等有关私人信息,同时保证供体与后代保持私人信息的互盲,那么,此种辅助生殖技术将会促进家庭的幸福,对社会进步有利。克隆人使单亲即可获得后代,完全违背了人类伦理关系的基本准则和人类繁衍的自然规律,它不仅完全改变了人类通过男女结合的自然生育方式,且混淆了世代概念,使"亲属关系是一种以血缘和婚姻为纽带的社会关系"这个法律概念彻底被打破。

（三）代理母亲的伦理问题

代理母亲(surrogate mother)主要解决因妇女子宫不能怀孕而引起的不育问题。20世纪70年代末开始出现代理母亲,而现在代理母亲在一些国家如美国已成普遍现象。2000年7月,我国首例"代理母亲"在哈尔滨出现,但2001年我国卫生部紧急叫停,禁止实施任何形式的代孕技术。代理母亲合乎伦理吗?同意代理母亲的第一个论据是可满足特定夫妇养育一个健康孩子的愿望,有些妇女因种种原因(如血友病、子宫畸形或被切除、多发性硬化病等)而只能选择代理母亲,在此情况下,代理母亲是唯一出路,这能促进家庭幸福与和睦;第二个论据是有利于代理母亲。如有些代理母亲乐于助人,为自己能帮助另外一对夫妇"送去了生命礼物"而感到高兴。反对代理母亲的理由为:首先,代理母亲的出现使家庭关系更加复杂化,此问题虽在家庭多元化的多个父母中提过,但对代理母亲更为突出。原因为"十月怀胎"期间形成的母子感情要比对自己捐赠的卵子深厚得多。在美国等地因代理母亲而出现的案例越来越多。1987年,南非一位50岁左右的中年妇女因其女儿出嫁后多年不育,为女儿做代孕母亲。医生把这位中年妇女的卵子取出,用她女婿的精子受精。体外培养了3天后,将这个受精卵移入她的子宫内,孩子出生后不久代理母亲与她的女儿争夺孩子的亲权。那么,这孩子究竟是这位妇女外孙还是她的儿子?同样的,姐姐也可为妹妹当代理母亲,如此错综复杂的代理母亲和受体之间的关系,将使血缘关系和家庭伦理变得难以梳理;其次,"代理母亲"违背伦理常规,可使妇女沦为生育工具。有的代孕者动机不纯,不是出于人道主义而是想从中得到金钱,这把子宫变成为了赚钱而制造婴儿的机器,或"租用子宫"、或"出租子宫",这是违背伦理的。一般而言,在妻子不能怀孕而必须通过代孕形式的情况下,且代理母亲又出于非获利的动机,那在伦理学上是允许的。

三、人工辅助生殖技术伦理原则

辅助生殖技术的现实意义和科学意义是显而易见的。然而,辅助生殖技术所涉及的伦理、社会和法律问题也不容忽视。因辅助生殖技术本身存在的种种伦理难题、人们对辅助生殖技术认识的不足和偏见以及在实际中不规范应用甚至滥用而出现的大量社会伦理问题,有必要要求从事此专业的人员及其有关人员,包括医学、社会学以及法律界的各类人员,提高对医学伦理道德的重视,对辅助生殖技术进行严格规范,切实遵守以下伦理原则。

(一)人工辅助生殖技术的伦理原则

1. 知情同意　辅助生殖技术的知情同意权即指尊重供受体意愿,签署文字契约,包括信息告知、信息理解、自愿同意三个方面,具体地说就是向参与人工辅助生殖技术的供、受体提供能够理解和能做出理智决定所必需的信息,如目的、程序、可能的好处和风险,经同意后,签订知情同意书。

2. 有利于供、受体　包括"确有助益"和"不伤害"原则,即必须将辅助生殖技术的实施给他们带来的伤害降低到最小而且给受体家庭甚至供体带来幸福和快乐。

3. 社会公益　个人利益和社会利益是一致的,但也有可能发生冲突,这必须贯彻"社会利益第一原则"。在我国主要体现在实施人工辅助生殖技术时必须符合国家人口和计划生育法规和条例等。

4. 保密与互盲　在进行人工辅助生殖技术前、中、后的各个过程中必须进行严格保密,供体与实施医生、供体与受体、供体与后代应该保持互盲,不能泄密。这对健康、有序地开展人工辅助生殖技术,减少不必要的医疗法律纠葛,保护当事人各方的权利是非常重要的。

5. 保护后代　对通过人工辅助生殖技术出生的后代,为促进他们的身心健康,制定了一系列措施。比如,为保障他们的社会和家庭地位,我国卫生部规定了人工辅助生殖技术出生的后代与自然受孕分娩的后代享有同样的法律权利和义务,养育父母对通过该技术出生的孩子(包括对有出生缺陷的孩子)负有伦理道德和法律上的权利和义务;为了避免给该技术出生的后代带来身心伤害,颁布了禁止生殖性克隆、禁止生殖性嵌合体胚胎技术、禁止单身生育和同性恋生育等条例。

6. 伦理监督　应建立生殖医学伦理委员会,委员会对开展人工辅助生殖技术执行监督和指导功能,有利于伦理原则的贯彻,有利于伦理问题的解决。

7. 严防商业化　医护人员和医疗机构要严格掌握适应证,控制适用范围。禁止买卖精子、卵子、胚胎,但是可给予捐赠者必要的误工、交通和医疗补偿。

(二)人类精子库的伦理原则

在使用供体的精子进行人工辅助生殖技术时,为解决此过程中存在的一些伦理问题,应切实做到以下准则。

(1)要尽可能扩大供精者群体,严禁同一供精者多处供精并使五名以上的妇女受孕。在保密情况下保存供精者和人工授精后代的记录,如果两个通过人工授精的后代申请结婚,精子库有义务提供他们生物学父母的遗传情况。

(2)严格对供精者进行筛查,在供精者中排除传染病尤其是遗传性疾病者和艾滋病病毒感染者。

(3)接受异源性精子进行ART需经已婚夫妻双方同意,医务人员应该向接受异源性精子的夫妇说明供精者(匿名)情况、辅助生殖技术机制,要求他们签署知情同意书。

(4)应对供精者保密,不允许其知道他所提供精子的去向。

(5)应努力保护妇女和孩子的利益,孩子出生后具有与通过自然途径出生的孩子同样的地位和权利,对母亲和孩子不得歧视。

(6)在中国目前的经济文化条件下,未婚单身妇女抚养一个通过人工授精的孩子,对母子双方都不利,应加以劝阻。

(7)对供精者给予适当的补偿是可以的,但反对供精商业化。

四、人工辅助生殖技术中的护理伦理

(一)注重心理护理

不孕不育夫妇在长期求医治疗过程中,存在不同程度的心理问题。护士在治疗过程中对他们要给予心理护理,在理性、冷静地分析和处理他们的生理问题的基础上,还应注意倾听、了解他们的感受,使他们建立信任感与安全感,主动谈论自己的问题。在治疗前,要做好指导工作,说明具体的注意事项和实施步骤,以减轻他们的焦虑和紧张,使其积极地配合护理和治疗。

(二)尊重患者选择

实施人工辅助生殖技术应该遵循生命伦理学的

基本原则,尊重人的自主权、知情选择或知情同意权,对不孕夫妇在诊断和治疗中应提供可以选择的治疗方案,且分析其中的利弊,以使他们能够自主抉择并作出决定。护士还要尊重他们的个人隐私,严守秘密,遵守职业道德。若采用赠卵、供精人工授精等方式时,应与他们共同分析将会引起的伦理争议及法律问题,处理好家庭关系。

（三）防止技术滥用

该技术在应用过程中护理人员要有法制观念,应认真学习国家颁布的相关政策和法规,且在实际工作中贯彻执行。应严格掌握人工辅助生殖技术的适应证及相关问题,在最小伤害、最有利的前提下实施,若发现违法的行为要敢于制止。

☞考点：人工辅助生殖技术中的护理伦理

案例9-3分析

1. 在案例中,谁是这位供体人工授精儿的真正父亲?这位不育丈夫因盼子心切而同意进行供体人工授精,并同意承担这一孩子的抚养义务,那么他就应该是法律上的真正父亲。否认自己行为的过程及其后果,否认由他们夫妻共同决定出生的孩子,并把妻儿赶出家门是公众难容的不道德行为和违法行为。

2. 法院对此做了如下判决：由于夫妻矛盾的加剧、感情破裂,准予离婚,孩子由女方抚养；由于男方事先明知人工授精,故孩子按养父子权利和义务处理,男方按月付给女方抚养费直至孩子自立。这一判决在法律上为异源性供体的ART所涉及的亲子关系和有关问题提供了法律依据。

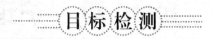

一、名词解释

1. 人体试验　2. 代孕母亲

二、选择题

1. 第18届世界医学大会上通过的用以指导医务人员从事生物医学研究方面的建议是（　）
  A.《赫尔辛基宣言》　　B.《医学伦理法典》
  C.《迈蒙尼提斯祷文》　D.《医务人员行为规范法典》

2. 护理科研的特点不包括（　）
  A. 内容广泛　　　　　B. 对象复杂
  C. 对护士素质要求高　D. 任务紧迫

3. 基础理论研究和动物实验之后,临床应用之前的中间环节是（　）
  A. 人体实验　　　　　B. 强迫实验
  C. 对照实验　　　　　D. 志愿实验

（张绍翼　余安汇）

第10章 护理伦理决策、评价、管理

> **学习目标**
> 1. 熟悉护理伦理决策、护理伦理评价及护理伦理管理等概念
> 2. 熟悉引起护理伦理决策困境的原因及影响护理伦理决策的因素
> 3. 掌握护理伦理决策的原则
> 4. 熟悉护理伦理评价的标准、依据、途径和方法
> 5. 熟悉护理管理、医院经济管理中的伦理规范

第1节 护理伦理决策

> **案例10-1**
> 患者,女,28岁,怀孕到医院待产。该医院规定患者手术必须有家属签字,而该产妇因胎儿过大,羊水过少,急需行剖宫产术,值班医师指示护士联系到家属签字后执行术前准备,但家属无法联系上。
> 问题:
> 此时,这位护士应如何处理较合适?

在护理专业的工作中,经常面临许多伦理的困境,护士必须采取行动,为患者做最有益的决定,避免有害的结果。在伦理上作决定是一个复杂的过程,它离不开护士的护理实践及道德思考。护士必须了解本专业的规范、患者应有的权利及熟悉有关的伦理理论及原则,才能在面对伦理问题时采取较公正的决定,在解决问题的同时,又兼顾患者最大的权益。

一、护理伦理决策及其作用

(一)护理伦理决策的含义

决策又称"抉择"(choice),是根据问题或目标拟定许多可行的方案,然后从中选出最能达成目标的方案。

伦理决策就是"作伦理上的决定"。在伦理上作决定是一个复杂的过程,受个人的价值观及信念的影响,同时也受社会文化及宗教信仰、法律规范、环境及个人当时情绪的影响。所以,决策者或参与决策者的道德水平、知识程度以及对伦理理论和原则的应用等都会影响一个人在某一情景中所采取的道德行动的正确性。

护理伦理决策是护士根据确定的多个护理行为目标,拟定多个护理方案,然后根据护理伦理的基本要求,从中选出最佳护理方案的行为。根据决策的主体不同,可分为个人决策和团体决策两种方式。个人决策是指由个人来做决定。团体决策是指组成一个团体或一个伦理委员会,在通过团体共同讨论之后才作决定。

在护理实践中,护士几乎随时随地都需要应用个人决策。当情况简明,或情况紧急,已没有时间找人商量时大多采用个人决策方式。当情况复杂,需要各方面专家集思广益或牵涉到团体的利益时,则应由团体来做决定。如要先给哪位患者提供护理?要提供哪些护理?该不该告诉患者实情?如何告知?当资源有限而有很多人需要时,谁应优先使用等问题作判断和决定。此时若由护士一个人作决策,不但会给护士带来很大压力,而且决策的品质也不一定好,这时就需要进行团体决策。

(二)护理伦理决策困境

困境(dilemmas)是指混淆不清、难以选择某一行为或某一决定的情况。所谓护理伦理困境,是护士在临床中面临的伦理难题,是护士面对一些问题、情况混淆不清,没有一个令人满意的解决方案,或不知采取何种行动时的情景。如当维护一些人的权益时,就会损害另一部分人的权益;当做一件符合某项伦理原则的事时,可能会违背其他的伦理理论或违背护士自身的价值观等。如护士为不能进食者插鼻胃管供给患者营养,但患者因种种原因不愿继续治疗,在神志清醒的情况下自拔鼻胃管。从维持患者正常营养角度,护士可对其采用约束带,但这样做又会违背患者的个人意愿。又如医生让患者服用实验性药物,但并未完全向患者说明。从专业要求的角度讲,护士应执行医嘱。但从专业伦理的角度,护士则有维护患者权利、利益的义务。诸如此类,护士容易发生的伦理困境有以下几种。

1. 专业职责与个人价值观相冲突 例如,医师需要护士协助为患者执行堕胎的治疗,而该护士的个人信仰并不赞成堕胎,此时,她就在"是执行医嘱,还

是坚守个人的信念拒绝协助"中就产生了伦理抉择困境。

2. 采取的护理措施各有利弊时　在临床护理工作中,有时由于采取的护理措施有利有弊,护士就会面临做与不做都两难的情况。例如,用约束带将患者约束在床上属对患者的不尊重,但不加以约束别人有可能摔下床,这时就会面临两难的选择。

3. 所执行的护理措施都不太理想　在治疗护理患者的过程中经常会产生一些无法控制的情况。例如,一位孕妇为了治病需要持续服用某种药物,而此种药物可能会影响胎儿导致畸形,此时就面临着两难选择。

4. 专业伦理与专业角色要求相冲突　当护理专业角色与护理专业伦理的要求相冲突时,护士就会面临伦理困境。例如,当医师决定对患者的病情保密时,护士在专业角色上应配合医师保密。但在护理伦理中,患者有知情的权利,护士对患者有告知的义务。这时就陷入了专业伦理与专业职责两难取舍的困境。

5. 患者要求的医护措施无明确规定可依循　护理执业中,有时患者的要求并不符合医疗的规定或无明确的规定。例如,一位癌症晚期患者要求安乐死,但医院政策及法律并无明文规定可以执行,此时就面临伦理困境。

（三）影响护理伦理决策的因素

置身于护理伦理困境,必须做出谨慎的决定,其中涉及判断和选择两个复杂的过程。在这些过程中,以下因素会对决定产生影响。

1. 价值观　影响护理伦理决策的价值观包括以下几点。

（1）个人的价值观:代表一个人的人格、信念或理想,并指引个人行为的方向。个人对他自认为主要的基本价值观反映最强,因此个人的价值观可以左右他对事情的判断。一方面,护士要了解自己的价值观,才能在处理患者伦理问题时,采取客观的立场。另一方面,护士要了解患者及其他有关人员的价值系统,并尊重他们的价值信念,这也是做伦理决策的基础。

（2）文化的价值观:一个人文化的背景会影响个人的价值观,而文化的价值观常影响人们对健康、疾病等的信念。例如,所有的文化都重视健康,但是不同的文化对增进健康的方式却有不同的看法。有的文化认为运动是促进健康的重要的行为,而另一种文化却更强调饮食对健康的重要等。

许多文化的价值观来自宗教的影响,所以护士在照顾不同文化背景或宗教信仰的患者（及家属）时,面对任何有关伦理问题的讨论,都要深入考虑不同背景及经验对其价值观的影响,以了解他们的行为及想法。这样才能在提供有效的护理照顾时,给予患者及家属适度的尊重。

（3）专业的价值观:是专业团体所认同的专业应该具有的特质。护理专业的价值观来自护理伦理的规范及护理执业的规定。

一些传统的护理专业价值观是属于非道德性的,如整洁、高效、有组织等,护士要将专业的价值观置于首要的考虑,以提供患者安全及人性化的照顾。为此,护士需要建立专业的价值观,以便在照顾患者的过程中加强自身对伦理问题的判断及决策的处理能力。

（4）社会的价值观:价值观常常反映出社会的需要,即社会的价值观。社会需要的改变会影响对社会价值观的认定。例如,对于生育控制的社会态度的改变,会影响护士关注的层面及其所做的决定。

在护理实践中,当价值观相互冲突时,作出决策会变得很困难,需要进行审慎的分析及思考。护士在面对价值观的冲突时,可以参考以下原则:①凡是符合专业伦理执行及患者利益的价值观应列入优先考虑;②选择最有利于专业伦理执行及患者利益的价值观;③受到决策影响最大的价值观应列入优先考虑。

2. 不同的伦理理论　不同的伦理理论,会影响解决问题时所采取的行动及其结果。例如,道义论认为,人有义务依据符合道德的规范来处理事情,不论行为的价值及后果如何,行事均应遵守道德的原则。因此,道义论者在执行伦理决策时,往往根据伦理的规范和原则行事,不考虑决策的后果,他们会站在患者的立场,认为只要是对患者好的,都应该去做。功利论认为,伦理的决策应该考虑所采取的行为的价值及后果,强调不论决定采取什么行动,最后都应以利益和最大多数人的最大好处为依归,强调社会大众的利益应该比个人利益优先。因此,功利论者在执行伦理决策时,往往以行为的价值及后果为依据。

3. 医疗机构、组织的理念及规定　医疗机构、组织的理念及规定有时候会和护士个人的价值观或患者的需要相冲突,甚至影响伦理决策的过程,造成护士的压力及困扰。

在医疗工作环境中,许多伦理问题牵涉的层面很广,除了护士本身外,也可能涉及医疗等其他专业。在这种情况下,护士应该在医疗机构或组织的要求与患者需要及个人理想之间寻求一个平衡点,来做伦理的决策。

4. 法律　有时候,法律上认定有效的权利,并不一定符合根据伦理原则所制定的权利,甚至法律上的权利,可能和伦理上的权利相冲突,即合法的事可能符合伦理原则,也可能不符合伦理原则。而合乎伦理的事,可能合法也可能不合法。因此,护士在做伦理决策时,必须进行权衡取舍。目前对患者提出的安乐死要求,在国家没有立法的情况下,医护人员必须以严格遵循法律法规为前提来满足患者及家属的需要。

（四）护理伦理决策的作用

1. 有利于护士妥善解决面临的伦理问题,为患者提供高品质的服务　在护理专业工作中,护士必须针对患者需要,运用评估、诊断、计划、实施和评价来解决患者的问题。其中经常会遇到许多有关伦理的争议问题,面临许多伦理的困境,需要护士积极采取行动,为患者做最有益的决定,避免有害的结果。面对复杂的伦理问题及冲突,护士不可能凭直觉或经验就得到适当的解决措施,必须经过深思熟虑,有系统的思考,才能作出负责任的决定。护理伦理决策有利于护士在面对伦理问题时,采取较理性公正的决定,能在解决问题的同时,又兼顾患者最大的利益,为患者提供最好的服务。

2. 有利于护士成功地进行自我调适,积极投身于护理工作　护士面临伦理困境而无能力去解决问题时,常常会产生被击败感和无力感等负向的感觉和心理的不平衡,甚至对自己的能力产生怀疑,进而产生自卑心理,使个人的完整性受损。这时,护士可能会为照顾患者而感到苦恼,从而逃避患者。这不但会影响对患者的照护,也可能使护士因此而离开护理行业。即使仍继续留在护理界,也可能无法提供高品质的护理服务。相反,如果护士能通过正确的护理决策成功解决问题,就会有某些控制感,能提供患者适当的照护,并维持自我完整感,从而积极投身于护理工作。

二、确立一定的护理伦理决策模式

护士面对伦理争议性的问题,除了要具备伦理理念的基础,考虑价值观与组织、法律规章等可能影响决策的因素外,还需要经过理性的思考过程,才能做适当的判断及决策。确立护理伦理决策模式,可以使护理伦理决策纳入一定的框架,使护士的伦理决策有规可循,从容自如。为此,许多学者提出了他们的伦理模式,如席尔瓦(Silva)伦理决策模式、阿洛斯卡(Aroskar)伦理决策模式、汤普森(Thompson)伦理决策模式等,结合我国的实际情况,护士可发按照如下步骤进行伦理决策。

（1）确定是否为伦理问题,并区分其伦理上与非伦理上的成分。

（2）取得与该情景有关的事实资料。

（3）列出各种可行的方案,并分析各种方案的优、缺点,或可能导致的结果。

（4）考虑各项基本伦理原则和伦理规范,并以此作为伦理决策的依据。

（5）依据个人判断或伦理委员会审议结果作出伦理决策。

（6）依据所作的伦理决策采取行动。

（7）评价决策及行动的结果。

三、护理伦理决策的准备、能力要求和原则

（一）护理伦理决策者的准备和能力要求

护士在遇到伦理争论问题时,要想做出最合适的伦理决策,必须做好许多准备。这些准备包括:①了解护士本人及护理专业的道德价值观念;②了解患者及其家属的道德价值观念及其所作出的决定;③了解可以支撑伦理决策的伦理理论和理论原则;④了解能理性解决问题,做出决定的伦理决策架构或模式;⑤了解与护理患者有关的法规和政策;⑥了解医疗机构,如医院制定的有关规章制度;⑦面临困境时要想到医院的伦理委员会,积极参与其中;⑧了解专业的职权、义务和责任,清楚国家有关部门、团体制定的专业伦理规范;⑨获得护理行政主管的支持;⑩积极支持和参与医护有关法案的立法等。

护士在遇到伦理争论问题时,要做出恰当的伦理决策,还应该具备以下能力:①统观的能力,即鸟瞰整体、了解关键、把握主题之分析、思考问题的能力;②洞察的能力,即对问题的形成背景、原因、事实真相等进行深入分析的能力;③变通的能力,即对问题采取灵活或弹性思考和处理的能力。

（二）护理伦理决策的原则

护士在作伦理决策时,为了使决策符合公正标准,以及使社会或个人的福利达到最大化,至少应该遵循下列四个原则。

1. 使个人利益最大化　伦理决策应该考虑患者个人的利益,使所选择的方案能为患者带来最大的利益。

2. 保障最少量的利益　伦理决策可以尝试增加某些人的利益,但是仍应该保证所选方案能够让情况最坏者获得最基本的保障,即保证情况最坏者能够获得基本数量的利益。

3. 使净利益最大化　伦理决策应该以增加社会或个人的净利益作为选择方案时的优先考虑,也就是

使社会或个人所获得的利益大于所遭受的损失。

4. 使再分配的利益最大化　在作决策时,所选方案应该使社会某些特定团体例如贫困者,所获得的再分配的利益能够达到最大化。

☞考点:护理伦理决策的原则

案例10-1分析

在伦理上作决定是一个复杂的过程,它离不开护士的护理实践及道德思考。护士必须了解本专业的规范、患者应有的权利及熟悉有关的伦理理论及原则,才能在面对伦理问题时采取较公正的决定,在解决问题的同时,又兼顾患者最大的权益。有关伦理的学说及理论,虽然无法直接解决伦理的问题,但是可以帮助我们分析及澄清伦理的困境,为我们做伦理决策指引方向。例如,道义论认为,人有义务依据基本道德原则和规范来处理事情,不论行为的价值及结果如何,这样的行为都是正当的。

本例情况紧急,为了保证母婴的生命安全和健康的需要,护士应该请示自己的上司,代替家属签字,从而保证产妇的安全。虽然护士要承担较大的风险,但是为了产妇及婴儿的安全,她这样做是无可厚非的。

第2节　护理道德评价

///**案例10-2**

一名实习护士随同学在一著名医院实习时,医院曾宣布:如果其中谁表现出色,无任何差错,她就可以正式录用留医院工作。实习最后一月的某天,医院收治一因车祸生命垂危的患者,该实习护士被安排做外科专家、教授、该院院长亨利的助手。复杂艰苦的手术从清晨做到黄昏,眼看患者的伤口就要缝合,这位实习护士突然严肃地盯着院长,说:"亨利教授,我们用的是十二块纱布,但是您只取回了十一块。""我已经全部取出来了。一切顺利,立即缝合。"院长头也不抬,不屑一顾地说。"不,不行",这位实习护士高声抗议,"我记得清清楚楚,手术中我们用了十二块纱布。"院长没有理睬她,命令道:"听我的,准备缝合。"这位实习护士毫不示弱,她几乎大叫起来:"您是医生,您不能这么做。"直到这时,院长冷漠的脸上才浮起欣慰的笑容。他举起左手手心里握着的第十二块纱布,向所有的人宣布:"她是我最合格的助手。"这位实习护士因此被该院录用了。

问题:

请用护理伦理评价的标准来分析:该实习护士为什么会被该院录用? 你从中受到什么启示?

护理伦理评价和护理伦理考核是护理伦理活动的重要组成部分。护理伦理评价是护理伦理考核的前提,护理伦理考核是护理伦理评价的结果。在护理活动中,人们总是自觉或不自觉地根据一定的护理伦理规范,去衡量自己或去评价他人的行为,批评和谴责护理道德低下或不道德的护理行为,支持和赞扬符合护理伦理规范要求并具有高尚道德情操的思想和行为。鉴于此,护理伦理评价堪称为护理行为的"监视器"和护理道德关系的"调节器"。

一、护理伦理评价及其作用

(一) 护理伦理评价

1. 护理伦理评价的含义　评价,是指依据一定的标准对人或事物的价值做出判断。护理伦理评价,是指在护理活动中,人们根据一定社会或阶级的伦理原则和伦理规范,通过社会舆论、内心信念、传统习惯等方式,对个人或群体的行为所做出的是非善意的价值判断。伦理评价的实质,在于通过对人们的行为进行道德上的善意判断,向人们传递关于其行为价值的特殊信息,使他们感受到道德上的谴责或赞许,自觉地调整自己的行为,从而影响整个社会的道德风尚,充分发挥伦理原则、伦理规范和伦理要求的社会功能。

2. 护理伦理评价的类型　护理伦理评价包括两种类型:一种是护理行为当事人以外的组织和个人通过各种形式按一定的护理伦理原则和规范对护理行为进行了善意评判和表明倾向性态度,称为社会评价;另一种是护士对自己的护理行为所做出的道德评判,称为自我评价。

(二) 护理伦理评价的作用

护理伦理评价,是一种重要的护理道德实践活动,它对于和谐护理人际关系的确立、患者的生命安危、医疗秩序的稳定、社会的和谐以及护士个人道德品质的培养具有十分重要的作用。

1. 裁判护士护理行为与品质的"道德法庭" 道德标准就是善意标准　凡是有利于患者、人群、社会和医护科学发展的行为都是善的行为;反之,则是恶的行为。护士的护理行为一般都处于社会的监督之下,会受到"道德法庭"的审判。社会(包括同行)的评价如同"公审",个人的自我评价如同"自审"。凡是符合道德行为,社会则予以肯定和承认,个人的良心会得到自慰和愉悦;凡是不符合护理伦理的行为则会受到社会的否定和责难,自身良心也会感到自责和不安,社会、个人共同对护理行为起监督和裁决作用。

2. 对护士起教育作用　护理伦理评价明确是非、善意标准后,还要分析护理行为的目的和手段、动机与效果及其相互关系,护士从中能深刻了解和判断自己护理行为的道德性，从正面事例中受到激励，从反面事例中得到教育，做到弃恶扬善，克服自身护理道德缺陷，在护理行为的动机、效果、目的、手段及其相互转化各方面均走向更高的道德境界，从而形成个人优秀的护理道德品质。同时，还有助于整体优良护理道德风尚的形成。

3. 护理道德原则和规范发生作用的"杠杆" 护理道德原则和规范在深入护士内心世界之前，被护士认为属于他律，要使护理道德原则和道德规范变成护士的内心信念，实现从他律向自律的转化，必须通过护理道德评价。护理道德原则和规范被告护士所接受的程度以及发挥作用的大小，直接取决于护士进行护理道德评价的自觉性和能力，以及护理道德评价的广度和深度。护理道德评价的过程，就是向护士推行、宣传、灌输护理道德原则和规范的过程，也是护士接受道德要求的过程。

4. 对护理科研和医药卫生事业的发展起促进作用 随着医学高新技术的广泛应用，新技术、新手段常常与传统的伦理道德相矛盾，带来许多伦理道德方面的新课题，如现代生殖技术、安乐死、器官移植、严重缺陷新生儿的处理、基因技术等都存在着一系列伦理难题。对这些技术手段带来的伦理道德问题予以解决，做出正确的评价，必将推动护理科学和医药卫生事业的发展。

二、护理伦理评价的标准

（一）护理伦理评价的具体标准

标准是衡量事物的尺度或准则。善意是道德评价的标准。护理伦理评价标准，是指衡量护士行为的善意及其社会效果优劣的尺度和依据。护理伦理评价的具体标准主要包括以下四个方面。

1. 有利标准 主要从护理服务行为的疗效、社会性要求和科学发展价值等方面强调的。即护士的护理服务行为是否有利于患者疾病的缓解、治愈和康复的疗效标准，是否有利于医学、护理学发展的科学标准。

2. 社会标准 即护士是否有利于人类生存环境的保护和改善，是否有利于优生优育、社会的发展和人类的健康长寿。

护士在采取对患者康复有利的方法与措施时，应考虑这些护理行为是否会对他人、对社会造成负面影响。应将患者的个人利益与他人、社会和人类发展的整体利益统一起来。如医院废水、废物及化学、放射性物质的处理，护士既要考虑患者及医院自身的卫生与安全，又要考虑人民群众的健康安全和生态保护，以利于全人类的生存与发展。只有这样的护理行为才是道德的。像某些医院"前门造福，后门放毒"的做法是极不道德、极不负责任甚至是违法犯罪的行为。

3. 科学标准 即护理行为是否有利于促进医学和护理科学的发展。

随着高科技在护理实践中的应用，护理水平不断提高，护理功能不断扩大，护理科研不断发展，护理成效日益显著。只要是在尊重人的身体健康利益前提下，为了促进医学和护理科学的发展所采取的新技术、新方法、新手段都应该是道德的护理行为；反之，则是不道德的。

4. 互助标准 医学和护理科学的发展趋势，越来越需要医务人员之间的相互支持和相互配合，多学科之间的协同一致。在护理实践中所讲的互助，主要是指各个科室、各部门之间的密切配合，全体医务工作者之间的团结协作。坚持把维护患者的健康利益、促进医学的发展当做共同的目标。

以上四个标准是辩证统一的，四者是考核护理行为是否做到了追求局部健康利益与整体健康利益、眼前健康利益与长远健康利益相统一的综合评价标准。进行伦理评价时不要机械套用某一项标准，而应将这四个方面结合起来，从整体上去掌握。只有这样，才能对护理行为做出正确的选择和全面科学的评价。

（二）护理伦理评价的复杂性

护理伦理评价是一个十分复杂的道德认识和实践过程，在进行护理伦理评价时应掌握评价标准的复杂性。

1. 中介环节的参与和渗透 对护理伦理进行具体评价往往有无数中介环节参与和渗透，如医疗卫生体制和制度的改革、医院的性质、医院的服务商品化货币等都会使评价活动呈现复杂情形，甚至会发生与评价标准相悖的矛盾状况。过去医院属于福利性事业单位，经费主要来自国家财政，不必过多考虑经济与效益问题。社会主义市场经济条件下，医院如何发展，在社会效益与经济效益的矛盾中，应如何具体操作，道德面临较多困惑。尤其在科室承包、成本核算的管理方式中，护士减少，服务质量和态度要提高，使护理道德的践行和评价有一定的困难。

2. 相关因素的牵涉和干扰 由于医院是一个整体，护理是医院工作的一部分。护理本身又是一个系统，它还包括若干个子系统。医院内部、护理系统与社会之间有着复杂的联系。护理伦理评价标准的掌握，既要考虑护理系统与子系统的方面，又要考虑与之相关的多种因素，如医院整体方面、其他系统方面、社会大环境方面、传统标准和国际标准等方面因素。

评价不慎也可能带来麻烦。

3. 护理科学新发展带来的挑战与冲击　护理科研的发展,新技术、新手段、新方法的采用不可避免地带来大量新的伦理问题,如辅助生殖技术的护理操作,安乐死的具体实施,器官移植,"机器人"护士应用,死亡标准的确定与护理操作等。护理科学的发展与护理伦理的不同步,给护理伦理评价标准带来冲击与挑战。

4. 各种利益和观念的矛盾与碰撞　护理行为内部存在着社会整体利益、医疗卫生机构集体利益、患者及其家属利益、护士及其同行利益以及相互间的矛盾和冲突,还存在着个人利益与发展医学、护理科学之间的矛盾,存在着新技术的采用与社会传统伦理观念之间的矛盾与分歧等。这些均影响着人们对护理伦理评价标准的正确把握和实施,给护理伦理评价带来困难。

三、护理伦理评价的依据

护理伦理评价的依据是护理行为。护士的行为总是在一定的动机、目的支配下采取相应的手段进行的,并由此产生一定的行为效果。因此,在评价护士行为是否道德时就可以根据动机与效果、目的与手段做出判断。

（一）动机和效果

动机,是指人们行为趋同一定目的的主观愿望或意向。效果,是指人们的行为所造成的客观结果。护理伦理行为动机是指护士进行道德行为选择时的动因,护理伦理行为效果是护士的护理伦理行为所产生的结果。在道德评价问题上,我们要坚持马克思主义的动机与效果辩证统一的观点。在具体评价护士的护理行为是否道德时,应注意以下三个方面。

1. 分析动机与效果的一致性　一般来说,有什么样的动机就会带来什么样的效果。一分耕耘,一分收获。护士怀着善良的愿望去进行护理行为通常会产生理想的护理效果;反之,不道德的护理动机往往产生不道德的护理效果,甚至构成违法犯罪行为。因此,护士要真正做到为人类健康服务,达到理想的护理效果,必须加强护理伦理修养,不断提高业务能力,培养全心全意为人民服务的高尚护理动机,警惕和戒除不良护理动机,从而得到好的评价与社会的认可。

2. 分析动机和效果的不一致性　由于护理行为在实施过程中会受到多种因素的影响,因而护理动机与护理效果之间有时会出现"偏差"、不一致的情况。好的动机可能会带来不良的效果,不良的动机却产生好的效果。对此,我们不能只抓住一点不及其余,应将动机与效果联系起来综合进行评价。对于好动机带来坏效果的护士,不能简单粗暴地加以指责,应在护理过程中找到影响护理效果的主、客观因素,并加以指正以免再次发生,对其护理行为应做出客观、公正、全面的评价。针对坏动机却带来好效果的护理行为,不能被一时的现象所迷惑,"日久见人心",应从长远的护理实践中得到澄清和验证,对其进行正确评价。

3. 分析动机和效果的复杂性　人的思想和行为是比较复杂的,好的护理动机中可能会夹杂着一些不良的思想,良好的护理效果中也可能存在着一些副作用。我们在进行护理伦理评价时,不能将动机和效果简单化,要运用辩证的观点,针对复杂情况抓住事物的主要方面予以评价,好的动机好的效果占主流,就应当认为是道德的行为;反之,就是不道德的护理行为。要是非分明,评价得当,避免简单化或模棱两可或因小失大,显失公正。

（二）目的和手段

由于护理人中必须经过目的与手段的中介环节才能实现主观动机到客观效果的转化,否则动机与效果的统一就无法实现。因此,在掌握伦理评价的依据时,我们不仅要坚持动机和效果的辩证统一,还要坚持目的和手段的辩证统一。

护理目的是指护士在护理工作中经过努力所希望达到的目标。护理手段是护士为达到目的所采用的各种途径和方法。护士在选择护理手段时应坚持如下原则。

1. 一致原则　即选用的护理手段必须与治疗的目的相一致。在护理实践中,护士必须配合治疗的需要,尽力为患者创造适合治疗的环境和条件,并根据需要采取不同的、行之有效的护理手段和措施,达到减轻痛苦、治愈疾病、恢复健康的目的。

2. 最佳原则　即对同一种疾病,存在多种护理手段的情况下,应选择当时当地护理设备和技术条件允许的最佳手段,即疗效最佳、毒副作用和生理功能损伤最小、痛苦最小、耗费最少、安全度最高的护理手段。

3. 实事求是原则　即护士应根据患者病情发展变化的实际情况,着眼于当时当地护理设备和护理技术条件的客观现实,从患者的身心健康出发,选择恰当的护理手段,不可小题大做、大题小做、见病乱治、采取不切实际的护理手段。

4. 社会效益原则　即选择护理手段时必须考虑社会效果。一切护理手段的选择,在考虑对患者有利的同时,还要顾及到社会后果。凡是可能给社会带来不良后果的护理手段,即使符合患者的利益,也要遵照集体主义原则,耐心对患者做解释工作,使患者利益服从社会利益。既不可随意迁就患者,又要使患者的损失降低到最低限度。坚持社会效益第一,又对患者负责任的护理手段,才是道德的。

四、护理伦理评价方式

(一)社会舆论

社会舆论是指一定的社会群体或一定数量的群众,依据一定的道德观念对某些人的行为和某些组织的活动进行议论,施加精神影响的一种伦理评价手段。社会舆论一般有两种形式:一种是有组织、有目的、自觉形成的正式舆论,如国家或地方政府组织利用报纸、电视、广播、网络等宣传工具,进行的舆论宣传和影响,具有正式性、集中性和权威性;二是非正式的社会舆论,是社会大众自觉或不自觉地对周围的人或事发表的言论,具有自发性、分散性和随意性。

社会舆论具有四个特点:①认知范围具有一定的群众性,是一定人群的,甚至是多数人的态度和看法;②对人们的行为具有约束性;③传播速度具有快捷性;④影响范围具有广泛性。

社会舆论是最重要、最普遍的护理伦理评价方式,发挥着特殊的作用。人们依据一定的护理伦理原则、规范和范畴对同护士的言行或做出肯定、赞扬的评价或发同否定、谴责的言论,它会很容易形成一种道德氛围,给护士造成广泛的道德氛围,具有强大的威慑作用,会无形中影响和控制着护士的言行举止。受到社会舆论的表扬肯定、夸奖的护理言行,可以使受表扬者得到鼓励,从而增强力量和信心,继续加以坚持;使其他护士得到感召和引导,激励人们形成健康向上、道德高尚的良好行为倾向,使整个社会的护德护风得以形成并得到促进和提高。反之,经过社会舆论否定或谴责不道德的护理言行,必将使受谴责者感到巨大的社会压力。被推上"社会道德法庭"接受"审判"去感受"人言可畏",迫使人们去反省和检讨自己,改掉不良言行,力争得到社会的认可。因此,社会舆论对人们施加的影响是普遍和深远的。

(二)传统习俗

传统习俗是社会风俗和传统习惯的简称,是人们以一定的社会历史条件为背景,在社会生活中长期形成的对某一问题的传统认识,人们习以为常的感情倾向、行为倾向、行为规范和道德风尚。

传统习俗具有以下三个特点:①形成过程的历史悠久性,即指在社会发展的历史长河中逐渐形成的,是评价护理道德行为最初、最起码的标准。既包括传统美德如济世救人、淡泊名利等,也包含有一定的历史沉渣和陈规陋习等需要扬弃的东西。②衡量人们行为是否符合道德标准的相对稳定性。传统习俗,一旦作为护理道德价值判断和准则得以巩固和流传的外在表现形式时,就会在每位护士的日常生活、工作中,形成较为稳定的行为习惯,甚或成为倾向性的护理道德风尚予以固定,被一代又一代护理工作者传承。③支配人们行为的普遍约束性,是指传统习俗对全体社会成员都具有普遍的约束性,对人们心理和行为上会产生极大的制约,成为一种不言自明的行为规范。

传统习俗由于源远流长、约定俗成、潜移默化、根深蒂固,而且往往同社会心理、民族情结交织在一起,因而对人们的影响持久而深远,对人们的心理和行为均产生极大的约束力。

对待传统习俗要有批判的眼光和分析的态度,要继承和发扬优秀的护理传统,剔除其糟粕的东西,不要拿老眼光看待新事物,注重移风易俗,制订和形成新时期护理新习俗,以推动事业的不断发展,更好地为人类身心健康提供优质的护理服务。

(三)内心信念

内心信念俗称"良心",是指人们根据一定社会的道德原则、规范所形成的某种道德观念、道德理想的真挚信仰,其基本因素是情感。护士的内心信念是指护士发自内心地对护理道德义务的真诚信仰和强烈的责任感,是将外在的护理伦理道德规范转化为内在高度自觉的护德意识和护德品质,是对自己行为进行善恶价值评价的精神力量。内心信念是护理道德行为最直接的内在动力。一般情况下,外部的社会舆论只有通过内心信念才能起作用,没有道德信念,没有良心,没有荣辱感的人员,社会舆论是不起作用的。

内心信念具有以下三个特点:①观念形成的理智性;②把握、校正护理行为中和自尊性;③追求所信赖的道德价值目标的自觉性。

内心信念作为护士的一个重要内心道德观念和精神支柱,凝聚着深厚的情感,促使其发挥自己的聪明才智,去奉献自己的热血和青春,去克服一切困难和艰险,即使是在无人知晓的情况下,也能自觉地去实现自己的护德理想,将美好的护德愿望落实在自己无声的护理行动上。

总之,社会舆论是现实而雄厚的力量,具有广泛性;传统习俗是历史而悠久的力量,具有持久性;内心信念是内在自我约束的力量,具有深刻性。三种护理伦理的评价方式,各具特点,是护理伦理实施的三条途径。三者间相互影响,相互渗透,人们在三种方式的共同作用下自觉按照伦理规范行事。只有将三者有机结合起来,才能更好地发挥护理伦理评价的作用,才能更好地培育和形成护士优良的护理道德品质。

五、护理伦理考核

科学的管理是量化的管理。而护理伦理考核则是在护理伦理评价的基础上对护理行为善恶的程度做出定量的分析,从而使护理伦理评价由自发的、客观的形式转化为有组织有计划的活动,把笼统的"软"任务变成细致的"硬"指标,从评价的无形到考核的有形,使护理伦理评价达到科学化、系统化、规范化和制度化,并与医院的各种奖惩措施挂钩,有利于护士道德水平的提高和护理事业的发展。

（一）护理伦理考核及其作用

护理伦理考核是指医疗单位根据护理伦理原则、规范和范畴对护士的护理活动和护理行为进行伦理道德价值和水平方面的考察、鉴定与评价。开展护理伦理考核有以下作用。

1. 有利于促进护德水平和护理技术的不断提高 采取量化的指标体系具体对护理行为进行剖析与计算,从而对护理行为的善恶在量上做出测量,进而区分护士的道德水平高低,护理行为的道德价值大小,使护士在善的方面有比较,在恶的方面有鉴别,激励广大护士"见贤思齐,见不贤而内自省",进一步树立远大的护理目标,力争更高的道德境界,努力提高业务技术水平,树立全心全意为患者身心健康服务的思想和"以人为本"的服务理念,以严谨的护理作风、良好的护理态度、强烈的护理责任感等来指导自己的护理行为,认真履行护士职责,尽职尽责为患者服务,恪守护理伦理规范,从而提高护理效果,争做护理标兵。

2. 能够保证医院改革沿着正确的方向前进 按照《医务人员医德规范及实施办法》的有关要求,各医疗单位都必须把医德医风建设作为目标管理的重要内容,作为衡量和评价一个单位工作好坏的重要标准。各医院要建立医德医风考评制度,建立医德考核档案,并将考核结果,作为应聘、提薪、晋升及评优的首要条件和主要依据,实行奖优罚劣。对于严格遵守伦理规范,护理道德高尚的个人要予以表彰和奖励;对于违反护理道德规范者轻则批评教育,重则给予相应处分。因此,认真开展护理伦理考核,对医院的改革与护士的管理都具有十分重要的现实意义。

（二）护理伦理考核的标准

护理道德作为一个研究对象同其他事物一样,既有质的规定性,也有量的规定性,是质与量的统一体。护理道德的质就是护理活动和护理行为的善与恶,护理道德的量就是善恶的程度。要对护理道德做出全面、客观而科学的评价,应制定正确的护理伦理考核标准。为便于使用,考核标准必须具备以下四个条件:①可操作性;②有可比性;③综合性;④有推动性。

护理伦理考核的客观标准,即护理伦理评价的标准包括以下三个方面:①是否有利于患者的康复和疾病的缓解与根除;②是否有利于人类生存环境的保护与改善及人群的健康与长寿;③是否有利于护理科学的发展和社会的进步。护理伦理量化考核指标应包括以下三个方面。

1. 伦理道德规范的量化指标 卫生部颁发的《中华人民共和国护士管理办法》第四章"执业"中的有关要求和《医务人员医德规范及实施办法》规定的七条医德规范是指导护士进行护理活动的思想和行为准则,也是制定护理道德量化考核的主要依据。可以从以下八个方面对护理道德行为进行考核(表10-1)。

表10-1　护理道德规范量化考评表

分值 项目	好 (14分)	较好 (10分)	一般 (8分)	差 (0分)
1. 积极救治患者,分秒必争,千方百计为患者解除病痛				
2. 尊重患者的人格与权利,对待患者一视同仁				
3. 举止端庄,文明礼貌,态度和蔼,关心体贴患者				
4. 廉洁奉公,遵纪守法,不以护谋私				
5. 实行保护性护理,为患者保守秘密				
6. 在护理工作中,正确执行医嘱,互尊互学,团结协作				
7. 严谨求实,奋发进取,钻研护理技术,精益求精				
8. 严重威胁人群健康的紧急情况下服从卫生行政部门的调遣				

使用说明:①前7项考核内容中,每一项的道德状况可分为4个等级:好、较好、一般、差。②护理道德好的标准每条14分,护理道德较好的每条10分,护理道德一般的标准每条8分,护理道德差的标准每条0分。③85分以上为护理道德好,如4条好加3条一般,分值为:56+24=80。④61~84分为护理道德一般,如3条好加4条一般,分值为:42+32=74。⑤60分以下为护理道德差,有一条护理道德差就不能被评为年终护理道德好,最多只能评为护理道德一般。⑥护理道德全好的总分为98分,其余2分为社会评价的加减分。⑦评分办法:在每一项考核标准的后面打等级,然后按说明②计算与评定。⑧第八项考核内容为特殊考核内容,也是作为一名护士最起码应当做到的。该项考核实行一票否决制:即护士无论前7项考核得分多少,只要该项评价一般,则总得分为60分以下;该项评价为差,则总得分为0分,并依照国家相关法律制度给予严厉处罚。

2. 患者对护理工作的满意度　护理工作是围绕着患者的健康而开展的,患者对护理工作的好坏有深切的体会,最有发言权。因此,患者对护理工作的满意度,是进行护理伦理评价的重要指标。而广泛、全面采取多种方式征求患者意见,反馈护理道德信息,科学地设计患者意见反馈表,计算患者满意度是护理伦理考核量化的重要依据。比如,在门诊患者对护理工作满意度调查中,我们可以从护士能否主动询问病情、提供必要帮助,能否主动示意患者的挂号、就诊、检查路线工作,能否尊重患者、耐心解决患者疑难问题,能否对病情不同的患者迅速做分检工作,能否主动协助患者划价和办理有关手续,能否主动帮助老弱病残等有困难的患者,能否保持排队挂号、看病、划价、收费、取药的秩序,能讲究文明礼貌、衣着得体、提供普通话服务,能否对患者隐私保密以及服务态度等十个方面对门诊护士的护德护风进行考核,满分100分。其中①10项考核内容中,每项满分为10分;②空缺的项目得分按满分记;③总得分为90～100分者为优秀,75～89分为良好,74～60分为及格,59～40分为不及格,0～40分为很差。

3. 受表扬、受批评的次数　医疗单位和护士道德水平的高低也能从新闻单位、领导和患者方面做出表扬或批评的次数得到一定程度上的反映。可以根据各方面所进行的表扬或批评的次数、程度、级别、正负影响面等,制定出量化考核细则,纳入整体护理伦理评价。对得到各级、各方面表扬的护士应给予一定系数与比例的加分和奖励;对引起各方面批评的护士应酌情予以扣分和处罚。

总之,要将院外、院内评价与患者评价综合起来。在上述定量考核的同时,对某些无法用数量来表示的护理行为可以根据实际需要制定定性考核指标纳入整体考核中。一般可以用百分制进行护理伦理整体考核。定性考核占较少比例,定量考核占较大比例,把两者有机结合在一起,规定出优秀、良好、及格、不及格四个等级的分数线,对不及格的护理行为在善恶的程度方面做出具体评价,划分出等级,并与聘任、晋升和奖惩等挂起钩来,以起到奖优罚劣,促进整体提高,更好地为患者健康服务的目的。

(三) 护理伦理考核的组织和方法

1. 护理伦理考核的组织　护理伦理考核是一个新生事物,也是护理管理的薄弱环节。目前,许多医院对护士的管理侧重于技术考核,在护德护风考核方面正处于摸索阶段。除了各级卫生行政管理部门要设立相应的考核机构外,医院一般应成立三级护理伦理考核组织。

(1) 医院伦理考核委员会:负责医院全体护士的伦理道德考核工作。委员会应由书记或院长牵头,党政工团、护理部及有关职能科室负责人和护理专家参加。护理考核委员会设主任委员、副主任委员和委员若干名,下设考核办公室,具体负责考核事宜,并向考核委员会汇报工作,医院将考核结果纳入护士的奖惩管理。

(2) 科室考核小组:各临床、医技科室成立以科主任、护士长为首的护理伦理考核小组,在院考核委员会的领导下,搞好本科室的护理伦理考核工作。

(3) 病区兼职考评员:病区、班组设兼职考评员,在科室考核小组的领导下负责记录和考核本病区、班组每个护士贯彻护理道德规范的详细情况,为护理伦理考核提供具体的第一手资料。

2. 护理伦理考核的方法　根据卫生部《医务人员医德规范及实施办法》的要求,护理伦理考核的方法可分为自我评价、社会评价、科室考核和上级考核,通过自评和他评,全方位、多层次对护理伦理进行全面、真实和立体的考核,对护士做出量化的评定。

3. 护理伦理考核的注意事项

(1) 应重点考核护理道德好与护理道德差的护士。

(2) 应注重平时考核和护理道德材料的收集与积累,坚持每季度或每月考核一次。

(3) 注重激励机制,感召全体护士积极向上。

(4) 注重动机与效果的关系,形成考核的良性循环。

这样就可以形成对护理伦理齐抓共管的局面,必将极大推动我国护理事业的全面发展。

☞考点:护理伦理评价标准的内容

案例10-2分析

在护理活动中,人们总是自觉或不自觉地根据一定的护理伦理规范,去衡量自己或去评价他人的行为,批评和谴责护理道德低下或不道德的护理行为,支持和赞扬符合护理伦理规范要求、并具有高尚道德情操的思想和行为。鉴于此,护理伦理评价堪称为护理行为的"监视器"和护理道德关系的"调节器"。

标准是衡量事物的尺度或准则。善意是道德评价的标准。护理伦理评价标准,是指衡量护理人员行为的善意及其社会效果优劣的尺度和依据。护理伦理评价的具体标准主要包括有利标准、社会标准、互助标准、科学标准。

在本案中,该护士将这四个标准都运用和把握得非常好。在院长亨利教授面前坚持有利标准,指出纱布块12块,绝不退步,有利于病人的健康,不畏院长的地位和权势,也不考虑自己的后果,是否被留用,而是考虑科学标准,讲求医护之间的协作,避免医疗事故的发生。正是这种科学精神,互助配合的态度,为她赢得了就业机会。

第3节 护理管理伦理

案例10-3

1997年5月,一位患者给某医院的领导写了一封信,诉说他在就诊时受到的冷遇,并痛心地指出:"如果长此下去,医院将失去患者。"院领导没有简单采取扣奖金的方式解决此事,而是将来信张贴出来,在全院开展"假若我是患者"的大讨论,使全院上下达成共识:医德医风也是无形资产。这一共识取得了明显的成效,医院门诊量比一年度同期上升了7.05%,病床使用率增加了8.7%。

问题:
从护理管理伦理的角度看,该院成功的原因是什么?

护理管理是护理过程中不可分割的重要组成部分。护理管理成效的优劣,必然要受其职业道德状况的影响和制约。重视和研究护理伦理在护理管理中的作用,就相关护理管理对护士提出的伦理规范,有助于改善护理管理,提高护理质量。

一、护理伦理与护理管理

(一) 护理管理的含义及其特点

1. 护理管理含义　护理管理是为了提高人们的健康水平,系统地利用护士的潜在能力和有关的其他人员或设备、环境以及社会活动的过程。护理管理分为技术管理和组织管理两个方面,以技术管理为重点。

2. 护理管理的特点

(1) 系统性:护理管理把全院护士、技术、设备和信息等当做一个大系统来对待,进行优化组合,体现出系统大于部分之和的优越性;护理管理还要求把护士和患者的心理活动规律和心理状态当成一个系统看待,从系统论角度处理好护患关系、护际关系,调动各方面积极性,充分发挥护士的主观能动性,使之在管理系统的运行中处于最佳状态。

(2) 可比性:护理管理的质量目标管理地位十分突出。它首先制定质量标准,然后按照这个标准进行工作,并验定工作是否合乎标准。患者自入院至出院每个护理环节都离不开质量的标准要求,如护理技术操作的质量标准、病房管理的标准、危重患者的护理质量标准等。因此,护理管理目标是有客观标准的,是可定性定量检验的,具有客观可比性。

(3) 理论性:护理管理是一定理论指导的组织活动。护理部主任、护士长作为基层管理人员必须掌握医学、护理学、管理学的理论知识,同时,还要学习医学工程技术知识和人文学科知识,并经常了解国内外医护管理发展动态,熟悉现代管理科学中计划、组织、协调、控制、指挥、决策等理论,并善于运用到护理管理中,以提高工作效率。

(4) 专业性:护理是诊断和处理人类对现存的或潜在的健康问题反应的一门学科,它有自身的理论知识和技术规范。护理工作具有较强的专业科学性、专业服务性、专业技术性。护理管理要结合护理专业的特点,围绕护理服务宗旨,强化护理服务措施,保证护理目标的达成。护理管理工作要适应护理专业要求,促成护士具备专业服务要求的素质,如敬业思想、职业态度、工作作风、仪态仪表、言行举止、心理状态等方面,都是护理管理的重要目标。

(5) 实践性:护理管理应以管理学的理论为指导,运用管理原则及原理结合护理实践加以应用,从而达到最佳的社会效益和经济效益。护士为护理对象提供健康服务所进行的计划、组织、指导、工作评价过程就是管理过程。护理管理就是为了解决护理实践中存在的问题,提高护理工作营运水平和护理服务质量而存在的。

(二) 护理伦理在护理管理中的作用

护理伦理蕴含在护理管理过程的始终,并在护理管理过程中不断地丰富和发展。当今,医学高新技术不断地应用于医疗过程中,医院内的科室越来越多,专业分工愈来愈细,医院工作范围愈来愈大,要求协作和医院社会化的程度也不断提高。这些情况的出现,促使护理管理必须科学化、系统化、信息化。而伴随着公益与功利的伦理思想、生命质量与价值的伦理观念等必然地呈现在管理者的面前。因此,护理伦理在护理管理中的作用越来越突显出来。

1. 导向作用　在护理管理活动中,不可避免地会经常遇到各方面的利益冲突,由于主客观的原因,护理管理者也难免做出偏离护理伦理要求的行为。无论是正面的或负面的管理行为都蕴含着护理伦理导向。它时刻体现着护理管理者提倡什么、禁止什么、崇尚什么、反对什么,护士的道德行为必须随之发生转向。譬如,在市场经济条件下,有少数护理管理者单纯追求医院的经济效益,甚至把经济效益指标分解到科室,造成医务人员采取开大处方,做不必要的检查,随意设置收费项目等有悖医学道德的行为,严重损害了患者利益。所以,护理管理者在护理伦理思想引导和规范下所作出的管理行为、管理措施具有鲜明的价值导向作用。

2. 调节作用　护理伦理在护理管理中协调着护理管理者与被管理者之间、管理者之间、被管理者之间及医院与社会之间的关系。首先,良好的护理道德是协调护患关系的基础。一个护理道德素质好的、对患者热情友善、视患者如亲人的护士,就能获得患者及其家属的认同和信任,就能与患者及其家属相处融洽,就能更好地获得患者和家属的配合与支持。相反,就可能造成护患矛盾或纠纷,不利于护理工作的正常开展。其次,良好的护理道德是协调护士与其他医务人员关系的前提。护理管理的任务之一就是建立一种团结协作、互学互助、保障及时、运转协调的良好的医际关系。充分调动医院内,特别是护士的积极性,协调一致、齐心协力地履行为人类健康服务的责任。再次,良好的护理道德是塑造护士良好社会形象的必要条件。良好的护理道德和护理作风会得到社会的赞同和认可,能为护士创造良好的工作氛围和环境;护理道德和护理作风不良就会引起社会的反感和批评,甚至是舆论的指责和媒体的曝光,这对护理工作在社会中的形象是不利的。

3. 保证作用　护理管理的目标包括提高护理质量、保证患者的安全和利益、保证和促进社会人群的健康、发展护理教育和护理科学等。护理管理目标的实现取决于三个因素,即护理技术、护理设备和护理道德。其中护理技术和护理设备是物质前提,护理道德是精神保证。现代整体护理十分重视心理、社会因素对人体健康和疾病发生、发展的作用。护士良好的工作作风和服务态度更是提高护理质量、保证患者安全与利益必不可少的内在因素。因此,护理道德是实现护理管理目标的可靠保证。

二、护理管理伦理

(一) 护理质量管理的伦理规范

提高护理质量是护理管理的核心,也是护士共同奋斗的目标。护理质量管理应该遵循以下伦理规范。

1. 树立质量第一的观点　首先,护士要强化质量意识,明确护理质量是护理工作的生命线,是确保患者健康利益的关键所在;其次,要通过系统管理、标准化管理、分级管理、动态管理等方法,以严肃、严格、严密的作风,保证护理基础质量、环节质量和终末质量;再次,要严格岗位职责,任何一个环节的失误,都会影响到护理质量,影响到医疗效率和效果。护理的各个岗位都围绕着护理质量这个中心运转,争取护理质量目标任务的实现。

2. 坚持护理质量标准　护理质量管理要严格把关进行控制,使形成质量的每一道工序、每一个环节都列入标准化管理系列,达到质量标准的要求。在检查和评估时,要以高度的责任感坚持护理质量标准,使护理质量获得可靠的保障。如果走过场或弄虚作假,不按护理质量标准办事,就不可能达到提高护理质量的目的。

3. 严格护理管理制度　护理管理制度是长期护理工作实践的总结,是护理工作客观规律的反映,是护士开展护理工作的行为标准,是患者接受安全、有效护理服务的重要保障,也是减少和防止事故差错发生的重要措施。护理质量管理要维护护理管理制度的严肃性和权威性,并不断予以充实和完善。同时,要教育护士提高执行规章制度的主动性和自觉性,以规范其行为,更好地适应护理实践发展的需要。在执行制度过程中,管理者要积极发挥检查、监督职能以及护士相互监督的作用,以提高护理质量管理。

(二) 护理安全管理的伦理规范

护理安全管理是医务人员严格遵守规章制度和操作规程,避免医疗事故、减少医疗差错的重要环节。

1. 坚持保护性医疗制度,严防医源性疾病的发生　保护性医疗制度是保护医疗安全,提高医疗质量的主要措施。一般情况下,患者对医务人员的言语和行为的刺激异常敏感,医务人员的言语和行为失当,容易造成患者产生猜测,加重精神负担,有的甚至导致患者产生悲观情绪,对疾病治愈丧失信心,导致病情恶化。如有两个患者同时去医院做 X 射线检查,由于编码弄错了,结果把一个肺结核的报告给了正常人,而把正常肺部报告发给了患肺结核的患者,并告诉他"你的病好了"。这位肺结核患者精神愉快,一天天好了起来。而那位正常人因听说自己患了肺结核,压力很大,产生多疑、恐惧等心理状态,结果真的患病了。所以,在临床治疗、检查和用药中,医务人员应该谨慎,避免出现差错造成医源性疾病的发生。首先,要求医务人员在为患者服务时讲究语言技巧,切忌与患者争吵,避免由于语言和行为失当而刺激患者,尽量做到不在患者面前讨论诊断、治疗问题,以免加重患者心理负担;其次,要求医务人员注意消除医院内噪声,保持环境安静;最后,要求医院搞好环境的美化和绿化,为患者提供安全、舒适、优美的医疗环境,做到环境优美、卫生清洁、色彩调和、摆设有序。

2. 严防院内交叉感染　院内交叉感染是指患者及医务人员在医院环境中受到感染。严防院内交叉感染是医院管理的一个十分突出的问题。首先,管理者要建立健全并完善感染管理的组织机构,认真执行有关政策法规,自觉接受有关部门的检查和监督、统筹兼顾制定预防院内感染的长远规划、掌握信息、定期研讨本院感染的状况并制定具体措施予以防范。遇到院内重大感染事件,管理者要亲临现场查找原因,并督促和协调有关科室采取有效的控制和防止蔓延的措施。其次,要加强医德医风建设,增强医务人员的事业心、使命感,增强法律意识,增强健康责任,从而提高医务人员参与感染管理的自觉性和积极性。再次,加强技术管理,保证健康利益,要让医务人员养成对患者和社会极端负责,对技术精益求精的工作态度,要对所选用的药物或器械的性能和作用有足够的了解,能从患者和社会的健康利益及安全需要出发,严谨周密、合理慎重地使用药物和器械,要熟练地掌握消毒、灭菌的基本功,积极主动地采取措施保护易感染人群。最后,护理管理者必须高度重视医院的污水、污物的排放严格按照规范要求妥善处理。

3. 杜绝医疗事故和医疗差错的发生　医疗事故和医疗差错都会给患者的健康带来严重后果,造成医疗纠纷,在社会上造成恶劣影响,同时,也会挫伤医务人员的积极性,影响医院工作的正常进行。因此,杜绝医疗事故和医疗差错的发生是医院安全管理的重要内容。护理管理者把医疗安全放在第一位,时刻绷紧这根弦,切实加强护理工作中的思想道德建设,提高护士的职业道德素质和业务能力。要抓好护理工作的规章制度建设和技术规范,要求护理工作者树立高度的责任意识,努力钻研专业技术,严格执行规章制度和技术规范,维护患者利益,切实做到质量第一、安全第一。

(三)护士管理的伦理规范

护士是一支数量大、工作接触面广、影响面宽的卫生保健队伍。重视对护士的规划、选用、配备、调配、培训、考核、晋升等方面的管理,做到人尽其才,才尽其用,能充分调动护士的积极性,提高其工作效率,产生良好的工作效果。抓好护士的人员管理应该遵循以下伦理规范。

1. 充分发挥护理领导者的影响力　护理领导者的影响力包括权利影响和非权利影响。在护理管理中,护理领导者一方面要发挥权力影响,合法地用好权力,使护理管理具有权威性;另一方面,护理领导者要注意非权利的影响,自觉做到心底无私、秉公办事、团结协作、任人唯贤、精通业务、坦诚相待,以自己的人格魅力在同行内心深处形成真正的信任与权威,使护理管理更加有效。护理领导者不能滥用职权,不要干预下级的积极性和主动性,以至产生被动感觉、消极情绪或抵触情绪;更不能以权谋私,任人唯亲,否则会造成同行的不满或产生逆反心理,从而削弱权力的影响。

2. 努力协调好护理中的人际关系　护士与患者接触最多,关系最密切,这种关系是否协调直接影响到患者的安危和护理质量的高低,也影响医院的秩序和社会的精神文明建设。同行关系好坏直接关系到护理质量的提高和护理事业的发展。护士与其他医务人员的关系是否协调关系到医院工作质量和效益。协调好护理工作中的人际关系是护理管理的重要内容和道德要求。

3. 尊重人才、爱惜人才　护理管理者要重视护士这支重要的技术队伍建设,做好护理人才的识别、选用、培养、教育、考核、晋升等工作。首先,要一视同仁,对人才的聘用、培养、提拔、使用要坚持机会均等,择优录用的原则。其次,要尊重人才,更新人才观念。要重视护理人才的知识与技术,能及时听取并采纳合理的意见、建议。鼓励自学成才,重视拔尖人才的培养;对有突出贡献的人才要敢于提拔、破格晋升和重奖。再次,要关心人才、爱惜人才。要关心人才的成长,尽力为他们提供和创造良好的工作环境和条件,充分发挥他们的积极性和创造力;帮助他们改善生活条件,为他们排忧解难;对学非所用的人才,应该尽量调整,使其专业对口,扬其所长;对他们工作和生活中出现的问题或缺点,要耐心帮助,积极疏导。

4. 合理组织人员,努力促进护理目标的实现　护理目标是不断地提高护理质量,使患者尽快恢复。管理者应该根据医院的功能和任务,制定不同的护士编制标准,选择合适的人去担任所规定的各项任务。做到人员的资历、能力、思想品德与所担负的工作职务相适应;要遵循人才管理原则,做到量才使用,提高工作效率;要做到人员结构比例合理,在编制管理上进行人才组合结构优化、配置合理;要适应发展的需要不断地进行人员的动态调整,发挥管理职能部门应有的作用。

(四)医院经济管理的伦理规范

随着医疗卫生改革的深入和发展,医院已经从单独的行政管理型向综合目标责任制管理转化,从注重社会效益向兼顾社会效益和经济效益转化。由于我国还处在社会主义初级阶段,在强调医院福利性的同时,还要重视医院的经济核算、经济管理和经济效益。在价值规律的作用下,医院要以最小的劳动耗费取得最大的医疗效益。因此,在医院经济管理中,医务人员必须正确处理经济效益、社会效益与职业道德的关系。医院经济管理必须遵循以下伦理规范。

1. 坚持社会效益为主,兼顾经济效益 社会效益是以较少的卫生资源消耗,通过改进医疗技术和改善服务态度,不断提高卫生保健质量,满足社会需求,从而保持劳动力的再生产,提高人们身体素质,促进社会发展,具有从长远和全局出发的战略性效益。经济效益是指既能节约卫生劳务和卫生资源消耗,降低卫生投入,提高防治质量,同时又符合社会医疗保健需要的效益。社会效益是经济效益的前提,经济效益是社会效益的基础。因此,经济效益必须在坚持社会主义道德价值前提下,以合理合法的手段取得。从一定意义上说,社会效益直接影响经济效益,社会效益好,医院信誉高,医院的吸引力就大,经济效益也就会好。

2. 坚持患者利益第一,兼顾医患利益 医院经济管理的基本职能和目标是为患者提供优质服务,必须把患者利益放在第一位,不能以损害患者利益为代价,片面追求经济目标的实现。在医疗工作中,不能用成本核算来决定是否给予治疗,对危重患者绝不能因费用问题耽误抢救或见死不救;不能为了增加收入,滥用诊断检查和治疗项目,变相提高收费标准,给患者开列不必要的药品甚至滥用贵重药、营养品等。医院经济管理在关心患者健康和利益的前提下,也要考虑医院发展和医务人员工作、生活条件的改善,这就是兼顾医患利益。兼顾医患利益,不是降低患者利益,也不是增加患者负担,而是在维护和提高患者利益的前提下,积极维护和提高医院及医务人员的利益。正确的态度是:根据对患者的诊断和治疗的需要,合理、有效地安排各项诊断和治疗项目,以求得最佳疗效、最大安全、最少负担的结果。

(五)护理纠纷处理的伦理规范

护理纠纷是指护患双方对医疗护理后果及其原因在认定上有分歧,当事人提出追究责任或赔偿损失,必须经过行政的或法律的调解或裁决才可能解决的护患纠葛。护理纠纷的处理应该遵循国家颁布的《医疗事故处理条例》及有关政策法规,同时还应遵循以下伦理规范。

1. 具体分析,明确责任 护理纠纷常常很少是单一因素造成的,也很难确定单一责任者,有可能是多个责任因素的累计总和或相互作用的结果。制度不完善、不合理,工作人员失职,违反操作规程等都可能是造成护理纠纷的责任因素。为此,在处理护理纠纷时,必须对纠纷的性质进行具体分析,找出原因,分清责任,妥善处理。

2. 尊重事实,秉公处理 在护理纠纷处理中,必须尊重医护差错事故鉴定的结果,以事实为依据,及时处理,恰如其分地认定应当承担的责任。要防止部分管理人员因担心影响医院信誉而有意掩盖事实,庇护当事者;或怕评优达标受影响,以经济补偿为代价,私下化解,大事化小,小事化了,违背实事求是原则。对护理纠纷的原因及后果,有无护理缺陷,要以科学的态度进行论证和分析,要站在公正的立场上进行处理。

3. 克制讲理,宽容谅解 凡属于差错、并发症、意外缺陷或护理技术事故原因造成的纠纷,医院、科室领导及医护人员要克制、讲理,向患者、家属及所在单位讲清事件的性质、原因和补救办法,使对方了解事实真相,能通情达理地、妥善地解决纠纷。医护人员对患者、家属及所在单位某些人的过激言行应当宽容、谅解,不作计较。对无理取闹者,应严词规劝,使事态尽快平息,以免影响医院工作。

4. 加强教育,严格要求 护理纠纷发生后,首先要尽一切努力救治患者,争取把差错或事故造成的损失减小到最低限度,努力使患者转危为安。其次要认真总结教训,分析造成差错事故的原因,从道德修养、技术水平和组织管理等方面去分析问题,找出差距,采取相应的对策,堵塞漏洞,并以此作为反面教材,加强对当事人及广大护士的教育,提出严格要求,防止类似事件的再发生。

☞考点:护理纠纷处理的伦理规范

案例10-3分析

医院管理,要求管理者按照医院工作的客观规律,运用现代管理学的有关的理论和方法,对医院工作进行计划、组织、指挥、协调和控制,包括医、教、研等诸多方面。医院护理管理是医院管理的重要组成部分,包括医院管理者对护理工作管理和护理人员管理两方面。医院护理管理伦理包括医院护理管理活动伦理和医院管理者伦理。应该坚持以人为本和护理服务质量至上的原则。

在本案中,医院领导不是简单采取扣奖金方式,而是通过换位思考,引起每一位医务工作者的思索,通过民主管理,群策群力的方式,赢得了人心,鼓舞了士气,服务质量的提升,为医院带来了较好的经济效益和社会声誉。这是非常明智的做法。

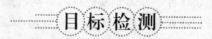

一、名词解释

1. 护理决策 2. 护理评价 3. 护理管理

二、选择题
1. 护士学习和研究护理伦理有着重要的意义。在下面护士研究和学习护理伦理意义的内容里,最根本的、也最能显示出学习护理伦理目的的是( )
   A. 可以培养和提高护士的高尚医德品质
   B. 可以提高和加强护士的科研精神
   C. 可以提高医院的管理水平
   D. 可以促进社会精神文明建设
2. 护理道德是搞好护理管理的( )
   A. 理论基础   B. 伦理基础
   C. 政治基础   D. 思想基础

三、简答题
1. 简述护理道德评价的依据和方式。
2. 简述护理伦理考核的依据和方式。

四、论述题
作为一名护理领导工作者,应具备哪些素质?对医院护理进行有效管理的伦理要求是什么?

(张绍翼)

参 考 文 献

贝政平.2009.妇产科疾病诊断标准.第2版.北京:科学出版社
曹志平.2007.护理伦理学.北京:人民卫生出版社
陈保红,李力.晚期病人的心理需求与照护.中华护理杂志:1996,3(1):32
程卯生.2002.医药伦理学.北京:中国医药科技出版社
丛亚丽.2002.护理伦理学.北京:北京医科大学出版社
丛亚丽.2002.护理伦理学学习指导.北京:北京医科大学出版社
丛亚丽.2007.护理伦理学.北京:北京大学出版社
崔威武.2005.公共卫生领域的伦理学问题.浙江预防医学.17(12):62~63
丁淼.2003.临终关怀发展中的心理问题.中华护理杂志.35(10):620
丁炎明.2004.以人为本服务的探索与实践.中华护理杂志,39(1):39
冯泽永.2009.医学伦理学.第2版.北京:科学出版社
郭照江.2007.现代医学伦理学.北京:国防大学出版社
何军.2007.医护关系的心理学思考.护理研究.21(9):2324~2325
何宪平.2007.护理伦理学.北京:高等教育出版社
胡江雁,胡文娟.2006.困扰我国护理科研发展的因素及对策.护理研究.20(6):1495~1496
胡晋红.2008.医院伦理委员会标准操作规程.北京:化学工业出版社
况成云.2010.护理伦理.西安:第四军医大学出版社
李本富,丁蕙孙.1989.护理伦理学.北京:科学出版社
李本富.2000.医学伦理学.北京:北京医科大学出版社
李恩昌.2005.医学伦理学.西安:陕西人民出版社
李锦瑞,黄亚荣.2010.浅谈互补性在医护关系中的核心作用.新疆中医药.28(3):41~42
刘耀光.2008.护理伦理学.长沙:中南大学出版社
卢美秀.2000.护理伦理学.北京:科学技术文献出版社
卢明慧.2004.护理伦理学.第2版.北京:中国时代经济出版社
马家忠.2009.护理伦理学.北京:中国中医药出版社
全国卫生专业技术资格考试专家委员会.2011.2011全国卫生专业技术资格考试指导护理学(执业护士含护士).北京:人民卫生出版社
沈健.2008.社区护理.郑州:郑州大学出版社
史瑞芬.2008.护士人文修养.高等教育出版社
宋月梅.2004.人性化护理对住院患者心理应激的作用.实用医技杂志,11(11):2316
汪洪杰.2008.人际沟通.郑州:郑州大学出版社
王卫红.2006.护理伦理学.北京:清华大学出版社
王亚锋.2004.护理伦理学.北京:学苑出版社
献身壮丽事业的人们.北京:人民卫生出版社,1986
肖庶民.2004.浅谈医患关系的紧张因素及防范措施.中国医学伦理学.17(2):223
徐小霞.2010.护理伦理学.山东:山东人工出版社
薛雅章,付霞.2008.临床护理人员参与护理研究现状与分析.中国护理管理.8(4):46~47
殷磊.2003.护理学基础.北京:人民卫生出版社
尹梅.2009.护理伦理学.北京:人民卫生出版社
詹瑞虹.2010.门诊护理工作中存在的伦理问题及应对方法.中国疗养医学.19(6):508
杨红叶,那文艳,王志英等.2007.影响临床护理科研的因素分析与对策.护士进修杂志.22(7):599~600
张晨.2002.护理伦理学教程.上海:第二军医大学出版社
张金钟,周晓岩,李香善等.1999.医学伦理学教程.长春:吉林科学技术出版社
张萍.2004.护理人员分层级使用的现状与发展.国际医药卫生导报.10(18):15~19
张涛,唐宁.2006.护理伦理学.南京:东南大学出版社

中华护理学会.1997.南丁格尔.北京:大众文艺出版社
中华人民共和国护士管理办法
周小健.2003.护理伦理与门诊护理质量.海南医学.14(2):86
朱琼瑶,黄加海.1989.护理伦理学.湖北:湖北人民出版社
http://baike.baidu.com/view/587359 公共卫生
http://qd10.var365.cn/News/ShowInfo.aspx?ID=27008 突发公共卫生事件的特点
http://www.gov.cn/banshi/2005-08/02/content 19268.htm
http://www.lwlm.com/qitayixuelunwen/200809/159126.htm 谈急诊处理无名患者的伦理要求
http://www.redlib.cn/html/11646/2010/65473006.htm
http://yexin.chinaspirit.net.cn/sjbd.htm 永远的白衣战士

附录　国内外护理伦理、医学伦理文献资料

一、大医精诚论
（唐）孙思邈《千金要方》

学者必须博极医源，精勤不倦，不得道听途说，而言医道已了。深自误哉！凡大医治病，必当安神定志，无欲无求，先发大慈恻隐之心，誓愿普救含灵之苦。若有疾厄来求救者，不得问其贵贱贫富，长幼妍媸，怨亲善友，华夷愚智，普同一等，皆如至亲之想；亦不得瞻前顾后，自虑吉凶，护惜身命。见彼苦恼，若己有之，深心凄怆，勿避险巇、昼夜寒暑、饥渴疲劳，一心赴救，无作功夫形迹之心，如此可为苍生大医；反此则是含灵巨贼（关于反对杀生，"杀生求生，去生更远"的一段，略）。其有患疮痍、下痢，臭秽不可瞻视，人所恶见者，但发惭愧凄怜忧恤之意，不得起一念蒂芥之心，是吾之志也。夫大医之体，欲得澄神内视，望之俨然；宽裕汪汪，不皎不昧。省病诊疾，至意深心；详察形候，纤毫勿失，处判针药，无得参差。虽曰病宜速救，要须临事不惑，唯当审谛覃思；不得于性命之上，率尔自逞俊快，邀射名誉，甚不仁矣！又到病家，纵绮罗满目，勿左右顾盼，丝竹凑耳，无得似有所娱，珍馐迭荐，食如无味，醽醁兼陈，看有若无。……夫为医之法，不得多语调笑，谈谑喧哗，道说是非，议论人物。炫耀声名，訾毁诸医，自矜己德；偶然治瘥一病，则昂头戴面，而有自许之貌，谓天下无双，此医人之膏肓也（关于"阴阳报施"一段，略）。医人不得恃己所长，专心经略财物；但作救苦之心。

二、医家五戒十要
明·陈实功《外科正宗》

（一）五戒

一戒：凡病家大小贫富人等，请观者便可往之，勿得迟延厌弃，欲往而不往，不为平易。药金毋论轻重有无，当尽力一例施与，自然阴骘日增，无伤方寸。

二戒：凡视妇女及孀尼僧人等，必候侍者在旁，然后入房诊视，倘旁无伴，不可自看。假有不便之患，更宜真诚窥睹虽对内人不可谈，此因闺阃故也。

三戒：不得出脱病家珠珀珍贵等送家合药，以虚存假换，如果该用，令彼自制入之。倘服不效，自无疑

谤，亦不得称赞彼家物色之好，凡此等非君子也。

四戒：凡救世者，不可行乐登山，携酒游玩，又不可非时离去家中。凡有抱病至者，必当亲视用意发药，又要依经写出药帖，必不可杜撰药方，受人驳问。

五戒：凡娼妓及私伙家请看，亦当正己视如良家子女，不可他意见戏，以取不正，视毕便回。贫窘者药金可璧，看回只可与药，不可再去，以希邪淫之报。

（二）十要

一要：先知儒理，然后方知医理，或内或外，勤读先古明医确论之书，须旦夕手不释卷，一一参明融化机变，印之在心，慧之于目，凡临证时自无差谬矣。

二要：选买药品，必遵雷公炮炙，药有依方修合者，又有因病随时加减者，汤散宜近备，丸丹须预制，常药愈久愈灵，线药越陈越异，药不吝珍，终久必济。

三要：凡乡井同道之士，不可生轻侮傲慢之心，切要谦和谨慎，年尊者恭敬之，有学者师事之，骄傲者逊让之，不及者荐拔之，如此自无谤怨，信和为贵也。

四要：治家与治病同，人之不惜元气，斫丧太过，百病生焉，轻则支离身体，重则丧命。治家若不固根本而奢华，费用太过，轻则无积，重则贫窘。

五要：人之受命于天，不可负天之命。凡欲进取，当知彼心顺否，体认天道顺逆，凡顺取，人缘相庆。逆取，子孙不吉。为人何不轻利远害，以防还报之业也？

六要：里中亲友人情，除婚丧疾病庆贺外，其余家务，至于馈送往来之礼，不可求奇好胜。凡飨只可一鱼一菜，一则省费，二则惜禄，谓广求不如俭用。

七要：贫穷人家及游食僧道衙门差役人等，凡来看病，不可要他药钱，只当奉药。再遇贫难者，当量力微赠，方为仁术，不然有药而无伙食者，命亦难保也。

八要：凡有所蓄，随其大小，便当置买产业以为根本，不可收买玩器及不紧物件，浪费钱财。又不可做银会酒会，有妨生意，必当一例禁之，自绝谤怨。

九要：凡室中所用各样物具，俱要精备齐整，不得临时缺少。又古今前贤书籍，及近时明公新刊医理词说，必寻参看以资学问，此诚为医家之本务也。

十要：凡奉官衙所请，必要速去，无得急缓，要诚意恭敬，告明病源，开具方药。病愈之后，不得图求扁礼，亦不得言说民情，至生罪戾。闲不近公，自当守法。

三、医务人员医德规范及实施办法

1998年12月12日中华人民共和国卫生部颁布

第一条 为加强卫生系统社会主义精神文明建设,提高医疗卫生人员的职业道德素质,改善和提高医疗服务质量,全心全意为人民服务,特制定医德规范及实施办法(以下简称"规范")。

第二条 医德,即医疗卫生人员的职业道德,是医疗卫生人员应具备的思想品质,是医疗卫生人员与病人、社会以及医疗卫生人员之间关系的总和。医德规范是指导医疗卫生人员进行医疗活动的思想和行为的准则。

第三条 医德规范如下:

(一)救死扶伤,实行社会主义的人道主义。时刻为病人着想,千方百计为病人解除病痛。

(二)尊重病人的人格与权利,对待病人,不分民族、性别、职业、地位、财产状况,都应一视同仁。

(三)文明礼貌服务,举止端庄,语言文明,态度和蔼,同情、关心和体贴病人。

(四)廉洁奉公,自觉遵纪守法,不以医谋私。

(五)为病人保守医密,实行保护性医疗,不泄露病人隐私与秘密。

(六)互学互尊,团结协作。正确处理同行同事间的关系。

(七)严谨求实,奋发进取,钻研医术,精益求精。不断更新知识,提高技术水平。

第四条 为使本规范切实得到贯彻落实,必须坚持进行医德教育,加强医德医风建设,认真进行医德考核与评价。

第五条 各医疗单位都必须把医德教育和医德医风建设作为目标管理的重要内容,作为衡量和评价一个单位工作好坏的重要标准。

第六条 医德教育应以正面教育为主,理论联系实际,注重实效,长期坚持不懈。要实行医院新成员的上岗前教育,使之形成制度。未经上岗前培训不得上岗。

第七条 各医疗单位都应建立医德考核与评价制度,制定医德考核标准及考核办法,定期或者随时进行考核,并建立医德考核档案。

第八条 医德考核与评价方法可分为自我评价、社会评价、科室考核和上级考核。特点要注重社会评价,经常听取患者和社会各界的意见,接受人民群众的监督。

第九条 对医疗卫生人员医德考核结果,要作为应聘、提薪、晋升以及评选先进工作者的首要条件。

第十条 实行奖优罚劣。对严格遵守医德规范、医德高尚的个人,应予表彰和奖励。对于不认真遵守医德规范者,应进行批评教育,对于严重违反医德规范,经教育不改者,应分别情况给予处分。

第十一条 本规范适用于全国和各级各类医院、诊所的医疗卫生人员,包括医生、护士、医技科室人员,管理人员和工勤人员也要参照本规范的精神执行。

四、中国医学生誓言

1991年中华人民共和国国家教育委员会高等教育司颁布

健康所系,性命相托。

当我步入神圣医学学府的时刻,谨庄严宣誓:

我志愿献身医学,热爱祖国,忠于人民,恪守医德,尊师守纪,刻苦钻研,孜孜不倦,精益求精,全面发展。

我决心竭尽全力除人类之病痛、助健康之完美,维护医术的圣洁和荣誉。救死扶伤,不辞艰辛,执著追求,为祖国医药卫生事业的发展和人类身心健康奋斗终生。

五、中华人民共和国护士管理办法(摘录)

1993年3月26日卫生部令发布,自1994年1月1日起施行

第一条 为加强护士管理,提高护理质量,保障医疗和护理安全,保护护士的合法权益,制定本办法。

第六条 凡申请护士执业者必须通过卫生部统一执业考试取得《中华人民共和国护士执业证书》。

第七条 获得高等医学院校护理专业专科以上毕业文凭者,以及获得经省级以上卫生行政部门确认免考资格的普通中等卫生(护士)学校护理专业毕业文凭者,可以免于护士执业考试。

获得其他普通中等卫生(护士)学校护理专业毕业文凭者,可以申请护士执业考试。

第三章 注册

第十二条 获得《中华人民共和国护士执业证书》者,方可申请护士执业注册。

第十三条 护士注册机关为执业所在地的县级卫生行政部门。

第十四条 申请首次护士注册必须填写《护士注册申请表》,缴纳注册费,并向注册机关缴验。①《中华人民共和国护士执业证书》;②身份证明;③健康检查证明;④省级卫生行政部门规定提交的其他证明。

第十六条 护士注册的有效期为 2 年。

第十八条 有下列情形之一的,不予注册:①服刑期间;②因健康原因不能或不宜执行护理业务;③违反本办法被中止或取消注册;④其他不宜从事护士工作的。

第四章 执业

第十九条 未经护士执业注册者不得从事护士工作。护理专业在校生或毕业生进行专业实习,以及按本办法第八条规定进行临床实践的,必须按照卫生部的有关规定在护士指导下进行。

第二十条 护理员只能在护士的指导下从事临床生活护理工作。

第二十一条 护士在执业中应当正确执行医嘱,观察患者身心状态,对患者进行科学的护理。遇紧急情况应及时通知并配合抢救,医生不在场时,护士应当采取力所能及的急救措施。

第二十二条 护士有承担预防保健工作、宣传防病治识、进行康复指导、开展健康教育、提供卫生咨询的义务。

第二十三条 护士执业必须遵守职业道德和医疗护理工作规章制度及技术规范。

第二十四条 护士在执业中得悉就医者的隐私,不得泄露,法律另有规定的除外。

第二十五条 遇有自然灾害、传染病流行、突发重大伤亡事故及其他严重威胁人群生命健康的紧急情况,护士必须服从卫生行政部门的调遣,参加医疗救护和预防保健工作。

第二十六条 护士依法履行职责的权利受法律保护,任何单位和个人不得侵犯。

第五章 罚则

第二十九条 护士执业违反医疗护理规章制度及技术规范的,由卫生行政部门视情节予以警告、责令改正、中止注册直至取消其注册。

第三十条 违反本办法第二十六条规定,非法阻挠护士依法执业或侵犯护士人身权利的,由护士所在单位提请公安机关予以治安行政处罚;情节严重,触犯刑律的,提交司法机关依法追究刑事责任。

第三十一条 违反本办法其他规定的,由卫生行政部门视情节予以警告、责令改正、中止注册直至取消其注册。

六、人类辅助生殖技术管理办法

2001 年 2 月 20 日中华人民共和国卫生部颁布,
2007 年 5 月 1 日起施行

第一章 总则

第一条 为保证人类辅助生殖技术安全、有效和健康发展,规范人类辅助生殖技术的应用和管理,保障人民健康,制定本办法。

第二条 本办法适用于开展人类辅助生殖技术的各类医疗机构。

第三条 人类辅助生殖技术的应用应当在医疗机构中进行,以医疗为目的,并符合国家计划生育政策、伦理原则和有关法律规定。

禁止以任何形式买卖配子、合子、胚胎。医疗机构和医务人员不得实施任何形式的代孕技术。

第四条 卫生部主管全国人类辅助生殖技术应用的监督管理工作。县级以上地方人民政府卫生行政部门负责本行政区域内人类辅助生殖技术的日常监督管理。

第二章 审批

第五条 卫生部根据区域卫生规划、医疗需求和技术条件等实际情况,制订人类辅助生殖技术应用规划。

第六条 申请开展人类辅助生殖技术的医疗机构应当符合下列条件:

(一)具有与开展技术相适应的卫生专业技术人员和其他专业技术人员;(二)具有与开展技术相适应的技术和设备;(三)设有医学伦理委员会;(四)符合卫生部制定的《人类辅助生殖技术规范》的要求。

第七条 申请开展人类辅助生殖技术的医疗机构应当向所在地省、自治区、直辖市人民政府卫生行政部门提交下列文件:

(一)可行性报告;

(二)医疗机构基本情况(包括床位数、科室设置情况、人员情况、设备和技术条件情况等);

(三)拟开展的人类辅助生殖技术的业务项目和技术条件、设备条件、技术人员配备情况;

(四)开展人类辅助生殖技术的规章制度;

(五)省级以上卫生行政部门规定提交的其他材料。

第八条 申请开展丈夫精液人工授精技术的医疗机构,由省、自治区、直辖市人民政府卫生行政部门审查批准。省、自治区、直辖市人民政府卫生行政部门收到前条规定的材料后,可以组织有关专家进行论证,并在收到专家论证报告后 30 个工作日内进行审核,审核同意的,发给批准证书;审核不同意的,书面通知申请单位。

对申请开展供精人工授精和体外受精—胚胎移植技术及其衍生技术的医疗机构,由省、自治区、直辖市人民政府卫生行政部门提出初审意见,卫生部审批。

第九条　卫生部收到省、自治区、直辖市人民政府卫生行政部门的初审意见和材料后,聘请有关专家进行论证,并在收到专家论证报告后45个工作日内进行审核,审核同意的,发给批准证书;审核不同意的,书面通知申请单位。

第十条　批准开展人类辅助生殖技术的医疗机构应当按照《医疗机构管理条例》的有关规定,持省、自治区、直辖市人民政府卫生行政部门或者卫生部的批准证书到核发其医疗机构执业许可证的卫生行政部门办理变更登记手续。

第十一条　人类辅助生殖技术批准证书每2年校验一次,校验由原审批机关办理。校验合格的,可以继续开展人类辅助生殖技术;校验不合格的,收回其批准证书。

第三章　实施

第十二条　人类辅助生殖技术必须在经过批准并进行登记的医疗机构中实施。未经卫生行政部门批准,任何单位和个人不得实施人类辅助生殖技术。

第十三条　实施人类辅助生殖技术应当符合卫生部制定的《人类辅助生殖技术规范》的规定。

第十四条　实施人类辅助生殖技术应当遵循知情同意原则,并签署知情同意书。涉及伦理问题的,应当提交医学伦理委员会讨论。

第十五条　实施供精人工授精和体外受精—胚胎移植技术及其各种衍生技术的医疗机构应当与卫生部批准的人类精子库签订供精协议。严禁私自采精。

医疗机构在实施人类辅助生殖技术时应当索取精子检验合格证明。

第十六条　实施人类辅助生殖技术的医疗机构应当为当事人保密,不得泄漏有关信息。

第十七条　实施人类辅助生殖技术的医疗机构不得进行性别选择。法律法规另有规定的除外。

第十八条　实施人类辅助生殖技术的医疗机构应当建立健全技术档案管理制度。供精人工授精医疗行为方面的医疗技术档案和法律文书应当永久保存。

第十九条　实施人类辅助生殖技术的医疗机构应当对实施人类辅助生殖技术的人员进行医学业务和伦理学知识的培训。

第二十条　卫生部指定卫生技术评估机构对开展人类辅助生殖技术的医疗机构进行技术质量监测和定期评估。技术评估的主要内容为人类辅助生殖技术的安全性、有效性、经济性和社会影响。监测结果和技术评估报告报医疗机构所在地的省、自治区、直辖市人民政府卫生行政部门和卫生部备案。

第四章　处罚

第二十一条　违反本办法规定,未经批准擅自开展人类辅助生殖技术的非医疗机构,按照《医疗机构管理条例》第四十四条规定处罚;对有上述违法行为的医疗机构,按照《医疗机构管理条例》第四十七条和《医疗机构管理条例实施细则》第八十条的规定处罚。

第二十二条　开展人类辅助生殖技术的医疗机构违反本办法,有下列行为之一的,由省、自治区、直辖市人民政府卫生行政部门给予警告、3万元以下罚款,并给予有关责任人行政处分;构成犯罪的,依法追究刑事责任:

(一)买卖配子、合子、胚胎的;

(二)实施代孕技术的;

(三)使用不具有《人类精子库批准证书》机构提供的精子的;

(四)擅自进行性别选择的;

(五)实施人类辅助生殖技术档案不健全的;

(六)经指定技术评估机构检查技术质量不合格的;

(七)其他违反本办法规定的行为。

第五章　附则

第二十三条　本办法颁布前已经开展人类辅助生殖技术的医疗机构,在本办法颁布后3个月内向所在地省、自治区、直辖市人民政府卫生行政部门提出申请。省、自治区、直辖市人民政府卫生行政部门和卫生部按照本办法审查,审查同意的,发给批准证书;审查不同意的,不得再开展人类辅助生殖技术服务。

第二十四条　本办法所称人类辅助生殖技术是指运用医学技术和方法对配子、合子、胚胎进行人工操作,以达到受孕目的的技术,分为人工授精和体外受精—胚胎移植技术及其各种衍生技术。

人工授精是指用人工方式将精液注入女性体内以取代性交途径使其妊娠的一种方法。根据精液来源不同,分为丈夫精液人工授精和供精人精液人工授精。

体外受精—胚胎移植技术及其各种衍生技术是指从女性体内取出卵子,在器皿内培养后,加入经技术处理的精子,待卵子受精后,继续培养,到形成早期胚胎时,再转移到子宫内着床,发育成胎儿直至分娩的技术。

第二十五条　本办法自2001年8月1日起实施。

七、人体器官移植条例

2007年3月21日国务院第171次常务会议通过,自2007年5月1日起施行

第一章　总则

第一条　为了规范人体器官移植,保证医疗质量,保障人体健康,维护公民的合法权益,制定本条例。

第二条　在中华人民共和国境内从事人体器官移植,适用本条例;从事人体细胞和角膜、骨髓等人体组织移植,不适用本条例。

本条例所称人体器官移植,是指摘取人体器官捐献人具有特定功能的心脏、肺脏、肝脏、肾脏或者胰腺等器官的全部或者部分,将其植入接受人身体以代替其病损器官的过程。

第三条　任何组织或者个人不得以任何形式买卖人体器官,不得从事与买卖人体器官有关的活动。

第四条　国务院卫生主管部门负责全国人体器官移植的监督管理工作。县级以上地方人民政府卫生主管部门负责本行政区域人体器官移植的监督管理工作。

各级红十字会依法参与人体器官捐献的宣传等工作。

第五条　任何组织或者个人对违反本条例规定的行为,有权向卫生主管部门和其他有关部门举报;对卫生主管部门和其他有关部门未依法履行监督管理职责的行为,有权向本级人民政府、上级人民政府有关部门举报。接到举报的人民政府、卫生主管部门和其他有关部门对举报应当及时核实、处理,并将处理结果向举报人通报。

第六条　国家通过建立人体器官移植工作体系,开展人体器官捐献的宣传、推动工作,确定人体器官移植预约者名单,组织协调人体器官的使用。

第二章　人体器官的捐献

第七条　人体器官捐献应当遵循自愿、无偿的原则。

公民享有捐献或者不捐献其人体器官的权利;任何组织或者个人不得强迫、欺骗或者利诱他人捐献人体器官。

第八条　捐献人体器官的公民应当具有完全民事行为能力。公民捐献其人体器官应当有书面形式的捐献意愿,对已经表示捐献其人体器官的意愿,有权予以撤销。

公民生前表示不同意捐献其人体器官的,任何组织或者个人不得捐献、摘取该公民的人体器官;公民生前未表示不同意捐献其人体器官的,该公民死亡后,其配偶、成年子女、父母可以以书面形式共同表示同意捐献该公民人体器官的意愿。

第九条　任何组织或者个人不得摘取未满18周岁公民的活体器官用于移植。

第十条　活体器官的接受人限于活体器官捐献人的配偶、直系血亲或者三代以内旁系血亲,或者有证据证明与活体器官捐献人存在因帮扶等形成亲情关系的人员。

第三章　人体器官的移植

第十一条　医疗机构从事人体器官移植,应当依照《医疗机构管理条例》的规定,向所在地省、自治区、直辖市人民政府卫生主管部门申请办理人体器官移植诊疗科目登记。

医疗机构从事人体器官移植,应当具备下列条件:

(一)有与从事人体器官移植相适应的执业医师和其他医务人员;

(二)有满足人体器官移植所需要的设备、设施;

(三)有由医学、法学、伦理学等方面专家组成的人体器官移植技术临床应用与伦理委员会,该委员会中从事人体器官移植的医学专家不超过委员人数的1/4;

(四)有完善的人体器官移植质量监控等管理制度。

第十二条　省、自治区、直辖市人民政府卫生主管部门进行人体器官移植诊疗科目登记,除依据本条例第十一条规定的条件外,还应当考虑本行政区域人体器官移植的医疗需求和合法的人体器官来源情况。

省、自治区、直辖市人民政府卫生主管部门应当及时公布已经办理人体器官移植诊疗科目登记的医疗机构名单。

第十三条　已经办理人体器官移植诊疗科目登记的医疗机构不再具备本条例第十一条规定条件的,应当停止从事人体器官移植,并向原登记部门报告。原登记部门应当自收到报告之日起2日内注销该医疗机构的人体器官移植诊疗科目登记,并予以公布。

第十四条　省级以上人民政府卫生主管部门应当定期组织专家根据人体器官移植手术成功率、植入的人体器官和术后患者的长期存活率,对医疗机构的人体器官移植临床应用能力进行评估,并及时公布评估结果;对评估不合格的,由原登记部门撤销人体器官移植诊疗科目登记。具体办法由国务院卫生主管部门制订。

第十五条　医疗机构及其医务人员从事人体器官移植,应当遵守伦理原则和人体器官移植技术管理规范。

第十六条　实施人体器官移植手术的医疗机构及其医务人员应当对人体器官捐献人进行医学检查,对接受人因人体器官移植感染疾病的风险进行评估,并采取措施,降低风险。

第十七条 在摘取活体器官前或者尸体器官捐献人死亡前,负责人体器官移植的执业医师应当向所在医疗机构的人体器官移植技术临床应用与伦理委员会提出摘取人体器官审查申请。

人体器官移植技术临床应用与伦理委员会不同意摘取人体器官的,医疗机构不得做出摘取人体器官的决定,医务人员不得摘取人体器官。

第十八条 人体器官移植技术临床应用与伦理委员会收到摘取人体器官审查申请后,应当对下列事项进行审查,并出具同意或者不同意的书面意见:

（一）人体器官捐献人的捐献意愿是否真实;

（二）有无买卖或者变相买卖人体器官的情形;

（三）人体器官的配型和接受人的适应证是否符合伦理原则和人体器官移植技术管理规范。

经 2/3 以上委员同意,人体器官移植技术临床应用与伦理委员会方可出具同意摘取人体器官的书面意见。

第十九条 从事人体器官移植的医疗机构及其医务人员摘取活体器官前,应当履行下列义务:

（一）向活体器官捐献人说明器官摘取手术的风险、术后注意事项、可能发生的并发症及其预防措施等,并与活体器官捐献人签署知情同意书;

（二）查验活体器官捐献人同意捐献其器官的书面意愿、活体器官捐献人与接受人存在本条例第十条规定关系的证明材料;

（三）确认除摘取器官产生的直接后果外不会损害活体器官捐献人其他正常的生理功能。

从事人体器官移植的医疗机构应当保存活体器官捐献人的医学资料,并进行随访。

第二十条 摘取尸体器官,应当在依法判定尸体器官捐献人死亡后进行。

从事人体器官移植的医务人员不得参与捐献人的死亡判定。

从事人体器官移植的医疗机构及其医务人员应当尊重死者的尊严;对摘取器官完毕的尸体,应当进行符合伦理原则的医学处理,除用于移植的器官以外,应当恢复尸体原貌。

第二十一条 从事人体器官移植的医疗机构实施人体器官移植手术,除向接受人收取下列费用外,不得收取或者变相收取所移植人体器官的费用:

（一）摘取和植入人体器官的手术费;

（二）保存和运送人体器官的费用;

（三）摘取、植入人体器官所发生的药费、检验费、医用耗材费。

前款规定费用的收取标准,依照有关法律、行政法规的规定确定并予以公布。

第二十二条 申请人体器官移植手术患者的排序,应当符合医疗需要,遵循公平、公正和公开的原则。具体办法由国务院卫生主管部门制订。

第二十三条 从事人体器官移植的医务人员应当对人体器官捐献人、接受人和申请人体器官移植手术的患者的个人资料保密。

第二十四条 从事人体器官移植的医疗机构应当定期将实施人体器官移植的情况向所在地省、自治区、直辖市人民政府卫生主管部门报告。具体办法由国务院卫生主管部门制订。

第四章 法律责任

第二十五条 违反本条例规定,有下列情形之一,构成犯罪的,依法追究刑事责任:

（一）未经公民本人同意摘取其活体器官的;

（二）公民生前表示不同意捐献其人体器官而摘取其尸体器官的;

（三）摘取未满 18 周岁公民的活体器官的。

第二十六条 违反本条例规定,买卖人体器官或者从事与买卖人体器官有关活动的,由设区的市级以上地方人民政府卫生主管部门依照职责分工没收违法所得,并处交易额 8 倍以上 10 倍以下的罚款;医疗机构参与上述活动的,还应当对负有责任的主管人员和其他直接责任人员依法给予处分,并由原登记部门撤销该医疗机构人体器官移植诊疗科目登记,该医疗机构 3 年内不得再申请人体器官移植诊疗科目登记;医务人员参与上述活动的,由原发证部门吊销其执业证书。

国家工作人员参与买卖人体器官或者从事与买卖人体器官有关活动的,由有关国家机关依据职权依法给予撤职、开除的处分。

第二十七条 医疗机构未办理人体器官移植诊疗科目登记,擅自从事人体器官移植的,依照《医疗机构管理条例》的规定予以处罚。

实施人体器官移植手术的医疗机构及其医务人员违反本条例规定,未对人体器官捐献人进行医学检查或者未采取措施,导致接受人因人体器官移植手术感染疾病的,依照《医疗事故处理条例》的规定予以处罚。

从事人体器官移植的医务人员违反本条例规定,泄露人体器官捐献人、接受人或者申请人体器官移植手术患者个人资料的,依照《执业医师法》或者国家有关护士管理的规定予以处罚。

违反本条例规定,给他人造成损害的,应当依法承担民事责任。

违反本条例第二十一条规定收取费用的,依照价格管理的法律、行政法规的规定予以处罚。

第二十八条 医务人员有下列情形之一的,依法给予处分;情节严重的,由县级以上地方人民政府卫生主管部门依照职责分工暂停其6个月以上1年以下执业活动;情节特别严重的,由原发证部门吊销其执业证书:

(一) 未经人体器官移植技术临床应用与伦理委员会审查同意摘取人体器官的;

(二) 摘取活体器官前未依照本条例第十九条的规定履行说明、查验、确认义务的;

(三) 对摘取器官完毕的尸体未进行符合伦理原则的医学处理,恢复尸体原貌的。

第二十九条 医疗机构有下列情形之一的,对负有责任的主管人员和其他直接责任人员依法给予处分;情节严重的,由原登记部门撤销该医疗机构人体器官移植诊疗科目登记,该医疗机构3年内不得再申请人体器官移植诊疗科目登记:

(一) 不再具备本条例第十一条规定条件,仍从事人体器官移植的;

(二) 未经人体器官移植技术临床应用与伦理委员会审查同意,做出摘取人体器官的决定,或者胁迫医务人员违反本条例规定摘取人体器官的;

(三) 有本条例第二十八条第(二)项、第(三)项列举的情形的。

医疗机构未定期将实施人体器官移植的情况向所在地省、自治区、直辖市人民政府卫生主管部门报告的,由所在地省、自治区、直辖市人民政府卫生主管部门责令限期改正;逾期不改正的,对负有责任的主管人员和其他直接责任人员依法给予处分。

第三十条 从事人体器官移植的医务人员参与尸体器官捐献人的死亡判定的,由县级以上地方人民政府卫生主管部门依照职责分工暂停其6个月以上1年以下执业活动;情节严重的,由原发证部门吊销其执业证书。

第三十一条 国家机关工作人员在人体器官移植监督管理工作中滥用职权、玩忽职守、徇私舞弊,构成犯罪的,依法追究刑事责任;尚不构成犯罪的,依法给予处分。

第五章 附则

第三十二条 本条例自2007年5月1日起施行。

八、国际护士守则

国际护士会在1965年公布的护士守则的基础上,进行了必要的修改,于1973年公布了下述新的国际护士道德守则,并一直沿用至今。全文如下:

护士的基本任务包括四个方面:增进健康,预防疾病,恢复健康和减轻痛苦。

护理的需要是全人类性的。护理从本质上说就是尊重人的生命、尊严和权利。护理工作不受国籍、种族、信仰、肤色、年龄、政治或社会地位的影响。

护士向个人、家庭及社会提供健康服务,并在服务过程中与有关的组织或团体合作。

(一) 护士和人民

护士的主要职责是向那些需要护理的人负责。

护士在向病人提供护理时,要尊重个人的信仰、价值观及风俗习惯。

护士要保守服务对象的个人秘密。在传播这些秘密时必须做出伦理学的判断。

(二) 护士与实践

护士必须为个人的护理行为负责,必须不断学习,做一个称职的护士。在任何具体情况下,护士都应尽可能保持高标准的护理。

护士在接受或委派一项任务时,必须对自己的资格和能力做出判断。

护士在从事专业活动时,必须时刻牢记自己的行为将影响职业的荣誉。

(三) 护士与社会

在发起并支持满足公众的卫生和社会需要的行动中,护士要和其他公民一起分担任务。

(四) 护士与合作者

护士在护理及其他方面,与合作者保持合作共事的关系。

当护理工作受到合作者或某些人的威胁时,护士要采取适当的措施以保护个人。

(五) 护士与专业

在决定或执行某些理想的护理实践和护理教育的标准时,护士发挥重要的作用。

在积累专业的核心知识方面,护士起着积极的作用。

护士通过专业团体,参与建立及保持护理工作中公平的社会及经济方面的工作条件。

九、希波克拉底誓言

仰赖医神阿波罗,埃斯克雷彼斯及天地诸神为证,鄙人敬谨宣誓愿以自身能力及判断力所及,遵守此约。凡授我艺者敬之如父母,作为终身同业伴侣,彼有急需我接济之。视彼儿女,犹如兄弟,如欲受业,当免费并无条件传授之。凡我所知无论口授书传俱传之吾子,吾师子之及发誓遵守此约之生徒,此外不传与他人。

我愿尽余之能力及判断力所及,遵守为病家谋利益之信条,并检束一切堕落及害人行为,我不得将危害药品给予他人,并不作该项之指导,虽有人请求亦必不与之。尤不为妇人施堕胎手术。我愿以此纯洁与神圣之精神,终身执行我职务,凡患结石者,我不施手术,此则有待于专家为之。

无论至于何处,遇男遇女,贵人及奴婢,我之唯一目的,为病家谋幸福,并检点吾身,不作各种害人及恶劣行为,尤不作诱奸之事。凡我所见所闻,无论有无业务关系,我认为应守秘密者,我愿保守秘密。倘使我严守上述誓言时,请求神祇让我生命与医术能得无上光荣,我苟违誓,天地鬼神实共殛之。

十、迈蒙尼提斯祷文

永生之上天既命予善顾世人与生命之康健,惟愿予爱护医道之心策予前进,无时或已。毋令贪欲、吝念、虚荣、名利侵扰予怀,盖此种种胥属真理与慈善之敌,足以使予受其诱惑而忘却为人类谋幸福之高尚目标。

愿吾视病人如受难之同胞。

愿天赐予精力、时间与机会,俾得学业日进、见闻日广,盖知也无涯,涓涓日积,方成江河,且世间医术日新,觉今是而昨非,至明日又悟今日之非矣。

神乎,汝既命予善视世人之生死,则予谨以此身许职。予今为予之职业祷告上天:

事功艰且巨,愿神全我功。
若无神佑助,人力每有穷。
启我亲医术,复爱世间人。
存心好名利,真理日沉沦。
愿绝名利心,服务一念诚。
神清求体健,尽力医病人。
无分爱与憎,不问富与贫。
凡诸疾病者,一视如同仁。

十一、胡佛兰德医德十二箴

1. 医生活着不是为了自己,而是为了别人,这是职业的性质所决定的。

不要追求名誉和个人利益,而要用忘我的工作来救活别人,救死扶伤,治病救人,不应怀有别的个人目的。

2. 在病人面前,该考虑的仅仅是他的病情,而不是病人的地位和钱财。

应该掂量一下有钱人的一撮金钱和穷人感激的泪水,你要的是哪一个?

3. 在医疗实践中应当时刻记住病人是你服务的靶子,并不是你所摆弄的弓和箭,绝不能去玩弄他们。

思想里不要有偏见,医疗中切勿眼光狭窄地去考虑问题。

4. 把你那博学和时兴的东西搁在一边。学习如何通过你的言语和行动来赢得病人的信任,而这些并不是表面的、偶然的或是虚伪的。切不可口若悬河、故弄玄虚。

5. 在晚上应当想一想白天所发生的一切事情,把你一天中所得的经验和观察到的东西记录下来,这样做有利于病人,有益于社会。

6. 一次慎重仔细的检查与查房比频繁而又粗疏的检查好得多。

不要怕降低你的威信而拒绝病人经常的邀请。

7. 即使病人膏肓无药救治时,你还应该维持他的生命,解除当时的痛苦来尽你的义务。如果放弃就意味着不人道,当你不能救他时也应该去安慰他,要争取延长他的生命,哪怕是很短的时间,这是作为一个医生的应有表现。

不要告诉病人他的病情已处于无望的情况。要通过你谨慎的言语和态度,来避免他对真实病情的猜测。

8. 应尽可能地减少病人的医疗费用。当你挽救他生命的同时,而又拿走了他维持生活的费用,那有什么意思呢?

9. 医生需要获得公众的好评。无论你有多大学问、多光彩的行为,除非你得到人民的信任,否则就不能获得大众有利的好评。

你必须了解人和人们的心理状态。一个对生命感兴趣的你,就应当听取那质朴的真理,就应当承认丢面子的过失,这需要高贵的品质和善良的性格。

避免闲扯,沉默更为好些。

不需要告诉你了,你应该去反对热衷赌博、酗酒、纵欲和为名誉而焦虑。

10. 尊重和爱护你的同行。如不可能,最低限度也应该忍让,不要谈论别人,宣扬别人的不足是聪明人的耻辱,只言片语地谈论别人的缺点和小小的过失可能使别人的名誉造成永久损害,应当考虑到这种后果。

每个医生在医疗上都有他自己的特点和方法,不宜去做轻率的判断。要尊重比你年长的和爱护比你年轻的医生,要发扬他们的长处。当你还没有看过这个病人,你应当拒绝评论他们所采取的治疗。

11. 一次会诊不要请很多人,最多三名。要选合适的人参加,讨论中应该考虑的是病人的安全,不必做其他的争论。

12. 当一个病人离开他的经治医生来和你商量时,你不要欺瞒他。应叫他听原来医生的话,只有发现那医生违背原则并确信在某方面的治疗有错误时,再去评论他,这才是公平的,特别在涉及对他的行为和素质的评论时更应如此。

十二、日内瓦协议法

世界医学会1948年通过

我庄严地宣誓把我的一生献给为人道主义服务。

我给我的老师们以尊敬和感谢。这些都是他们应该赢得的。

我凭着良心和尊严行使我的职业。

我首先考虑的是我的病人的健康。

凡是信托于我的秘密我均予以尊重。

我将尽我的一切能力维护医务职业的荣誉和崇高传统。

我的同行均是我的兄弟。

在我的职责和我的病人之间不允许把对宗教、国籍、种族、政党和社会党派的考虑掺进去。

即使受到威胁,我也将以最大的努力尊重从胎儿开始的人的生命,决不利用我的医学知识违背人道法规。

我庄严地、自主地并以我的名誉做出上述保证。

十三、悉尼宣言

死亡的确定

世界医学会第22次会议采纳于澳大利亚悉尼,1968年8月。

1. 在大多数国家,死亡时间的确定将继续是医师的法律责任。通常,他可以用所有医师均知晓的经典的标准无需特别帮助地确定病人的死亡。

2. 然而近代的医学实践使得进一步研究死亡时间成为必要:①有能力人工地维持含氧血液循环通过不可恢复性损伤的组织。②尸体器官的应用,如做移植用的心或肾脏。

3. 问题的复杂性在于:死亡是在细胞水平上的逐渐的过程。组织对于氧供断绝的耐受能力是不同的。但是临床的兴趣并不在于维持孤立的细胞而在于病人的命运。这里,不同细胞或组织的死亡时刻不是那么重要的。因为不管采用什么复苏技术总归确定无疑地不可恢复了。

4. 死亡的确定应建立在临床判断和必要时的辅助诊断上。近来最有帮助的是脑电图。然而还没有一种技术性的标准能完全满足目前医学的状况,也没有一种技术操作能取代医师的全面临床判断。若涉及器官移植,那么应由两名以上的医师做出死亡诊断,而且医生对死亡的决定不能与移植手术发生直接联系。

5. 人的死亡时刻的确定使得停止抢救在伦理上被许可。以及在法律允许的国家内从尸体中取出器官被许可,并得以满足法律同意的需要。

十四、东京宣言

关于对拘留犯和囚犯给予折磨、虐待、非人道的对待和惩罚时,医师的行为准则。

本宣言为第29届世界医学大会1975年10月东京会议所采纳。

序言

实行人道主义而行医,一视同仁地保护和恢复躯体和精神的健康,去除病人的痛苦是医师的特有权利,即使在受到威胁的情况下也对人的生命给予最大的尊重,并绝不应用医学知识做相反于人道法律的事。

本宣言认为折磨应定义为经精心策划的、有系统的或肆意的给以躯体的或精神的刑罚。无论是个人或多人施行的或根据任何权势施行的强迫他人供出情报,坦白供认等行为。

宣言

1. 不论受害者受到什么嫌疑、指控或认什么罪,也不论受害者的信仰或动机如何,医师在任何情况下不赞助、容忍或参与折磨、虐待或非人道的行为,包括引起军事冲突和内战。

2. 医师绝不提供允诺、器械、物资或知识帮助折磨行为或其他虐待、非人道的对待或降低受害者的能力去抵抗这些对待。

3. 医师绝不出席任何折磨、虐待、非人道的对待的应用或威胁。

4. 医师对其医疗的病人有医疗的责任。在做治疗决定时是完全自主的。医师的基本任务是减轻他的病人的痛苦并不是有任何个人的、集体的或政治的动机反对这一崇高的目的。

5. 当囚犯绝食时,医生认为可能形成伤害和做出后果的合理判断时,不得给予人工饲喂。囚犯能够做出决定的能力需要有至少两位医师做出独立的证实性的判断,医师应向囚犯做绝食后果的解释。

6. 世界医学会将支持、鼓励国际组织、各国医学会和医师。并当这些医师和其家属面临威胁或因拒绝容忍折磨或其他形式的虐待、非人道的对待而面临报复时支持他们。

十五、夏威夷宣言
1977年在夏威夷召开的第六届世界精神病学大会上一致通过

人类社会自有文化以来,道德一直是医疗技术的重要组成部分。在现实社会中,医生持有不同的观念,医生与病人间的关系很复杂。由于可能用精神病学知识、技术做出违反人道原则的事情,今天比以往更有必要为精神科医生订出一套高尚的道德标准。

精神科医生作为一个医务工作者和社会的成员。应探讨精神病学的特殊道德含义,提出对自己的道德要求,明确自己的社会责任。

为了制订本专业的道德内容,以指导和帮助各个精神科医生树立应有的道德标准,特作如下规定:

1. 精神病学的宗旨是促进精神健康,恢复病人自理生活的能力。精神科医生应遵循公认的科学、道德和社会公益原则,尽最大努力为病人的切身利益服务。

为此目的,也需要对保健人员、病人及广大公众进行不断的宣传教育工作。

2. 每个病人应得到尽可能好的治疗,治疗中要尊重病人的人格,维护其对生命和健康的自主权利。

精神科医生应对病人的医疗负责,并有责任对病人进行合乎标准的管理和教育。必要时,或病人提出的合理要求难以满足,精神科医生即应向更富有经验的医生征求意见或请会诊,以免贻误病情。

3. 病人与精神科医生的治疗关系应建立在彼此同意的基础上。这就要求做到相互信任,开诚布公,合作及彼此负责。病重者若不能建立这种关系,也应像给儿童进行治疗那样,同病人的亲属或为病人所能接受的人进行联系。

如果病人和医生关系的建立并非出于治疗目的,例如在司法精神病业务中所遇到的,则应向所涉及的人员如实说明此种关系的性质。

4. 精神科医生应把病情的性质、拟做出的诊断、治疗措施,包括可能的变化以及预后告知病人。告知时应全面考虑,使病人有机会做出适当的选择。

5. 不能对病人进行违反其本人意愿的治疗,除非病人因病重不能表达自己的意愿,或对旁人构成严重威胁。在此情况下,可以也应该施以强迫治疗,但必须考虑病人的切身利益,且在一段适当的时间后,再取得其同意;只要可能,就应取得病人或亲属的同意。

6. 当上述促使强迫治疗势在必行的情况不再存在时,就应释放病人,除非病人自愿继续治疗。

在执行强迫治疗和隔离期间,应由独立或中立的法律团体对病人经常过问,并将实行强迫治疗和隔离的病人情况告知上述团体。允许病人通过代理人向该团体提出申诉,不受医院工作人员或其他任何人的阻挠。

7. 精神科医生绝不能利用职权对任何个人或集体滥施治疗。也绝不允许以不适当的私人欲望、感情或偏见来影响治疗。精神科医生不应对没有精神病的人采用强迫的精神病治疗。如病人或第三者的要求违反科学或道德原则,精神科医生应拒绝合作。当病人的希望和个人利益不能达到时,不论理由如何,都应如实告知病人。

8. 精神科医生从病人那里获悉的谈话内容、在检查或治疗过程中得到的资料均予以保密,不得公布,要公布得征求病人同意,或因别的普遍理解的重要原因,公布后随即通知病人有关泄密内容。

9. 为了增长精神病知识和传授技术,有时需要病人参与其事。在病人服务于教学,将其病历公布时,应事先征得同意,并应采取措施,不公布姓名,保护病人的名誉。

在临床研究和治疗中,每个病人都应得到尽可能好的照料,把治疗的目的、过程、危险性及不利之处全部告诉病人后,接受与否,应根据自愿,对治疗中的危险及不利之处与研究的可能收获,应作适度的估计。

对儿童或其他不能表态的病人,应征得其亲属同意。

10. 每个病人或研究对象在自愿参加的任何治疗、教学和科研项目中,可因任何理由在任何时候自由退出。此种退出或拒绝,不应影响精神科医生继续对此病人进行帮助。

凡违反本宣言原则的治疗、教学或科研计划,精神科医生应拒绝执行。

十六、吉汉宣言
2000年世界生命伦理学大会通过

(一)再承认

1. 1948年12月10日联合国大会公布的全球人权宣言。

2. 1997年11月11日联合国教科文组织(UNESCO)的全球人类基因组与人权宣言。

3. 1997年4月4日欧洲理事会人权与生物医学阿斯杜利阿斯公约。

(二)意识到

生物学与医学的巨大进展,保证人权的迫切需要,滥用这个进展可能给人权带来的危险。

（三）肯定

生命伦理学在科技进步方面对公众的启蒙作用。

（四）科学委员会提出如下的意见和推荐

1. 生命科学及其技术应该服务于人类福利、所有国家的可持续发展、世界和平以及自然界的保护与保持。这意味着发达国家应该与地球上处于不利地位的地区的居民共享生命科学及其技术的利益,服务于人类的福利。

2. 生命伦理学的一项重要任务是在上述宣言和公约所宣布的价值和伦理原则方面使生物医学科学及其技术的应用与人权相协调,尽力使之成为保护人类的重要的第一步。

3. 生命伦理学的教学应该进入教育系统,应该是可理解的和准确的教科书的对象。

4. 社会的所有成员应该接受有关科学进展、生物技术及其产品的适当的、可理解的一般信息。

5. 应该鼓励专业化的和公众的辩论去引导意见、态度与建议。这种辩论将包括不同学科的专家、不同背景的公民以及媒体的专业人员,可以取长补短。

6. 在促进公正与团结原则的同时,应该保证实行个人自主。人的个性与特性应该同样地予以尊重。

7. 每个人都有权利获得最佳的医疗保健。患者与医生应该一起决定前者医疗处理的范围。患者在他/她表达其自由同意之前应使之充分知情。

8. 人类基因组是全人类的遗产,就其本身来说是不能有专利的。

9. 辅助生殖技术的基本目的是通过医疗解决人类不育的后果,可在其他医疗处理证明不适合或无效时用来促进生育。辅助生殖技术也可用于诊断和处理遗传病以及用于核准的研究。

10. 通过克隆产生相同人类的个体应予禁止。为治疗目的而应用干细胞则应予允许,假如这不涉及破坏胚胎。

11. 考虑到科学自由与尊重人类的尊严,人体上的研究应予进行。这一定要事先获得独立伦理委员会的批准。必须使受试者充分知情,自由表现同意。

12. 经过遗传修改的食品首先应按当前最佳科学知识检验其对人类健康与自然界的安全性。只有在关于信息、预防、安全与质量的所有必需的要求得到之后,它们才可予以生产而进入市场。生物技术必须遵守预防原则。

13. 人体器官买卖应予禁止。在对人体进行临床试验之前应进一步研究异种移植。

14. 为深入分析临终关怀问题不同的伦理、文化观念,并为评估使这些问题得到协调的途径,应继续进行临终关怀问题的伦理辩论。

15. 以推进生命伦理学的普及为目的,应努力使目前有着不同术语的要领协调、统一起来。在这个领域尊重社会文化特性是必不可少的。

十七、人体生物医学研究国际伦理指南

国际医学科学组织委员会2002年8月修订

本指南是自1982年以来的第三个版本,由来自非洲、亚洲、拉丁美洲、欧洲、美国和CIOMS秘书处的10名专家共同商议起草,由21条指导原则及其注释组成。与1982年和1993年的两个版本一样,2002版指南旨在规范各国的人体生物医学研究政策,根据各地情况应用伦理标准,以及确立和完善伦理审查机制。

第一条 人体生物医学研究的伦理合理性与科学性

人体生物医学研究的伦理合理性在于有望发现有益于人类健康的新方法。只有在研究的实施中尊重、保护和公平地对待受试者,并且符合研究实施所在社会的道德规范时,其研究才具有伦理学上的合理性。此外,将受试者暴露于风险而没有可能受益的非科学的研究是不道德的。因此研究者和申办者必须保证所提议的涉及人体受试者的研究,符合公认的科学原理,并有充分的相关科学文献作为依据。

第二条 伦理审查委员会

所有涉及人类受试者的研究计划,都必须提交给一个或一个以上的科学和伦理审查委员会,以审查其科学价值和伦理的可接受性。审查委员会必须独立于研究组,他们的审查结果不应视研究中可能得到的任何直接的财务或物质上的利益而定。研究者必须在研究开始以前获得批准或许可。伦理审查委员会应该在研究过程中,根据需要进一步进行审查,包括监察研究的进展。

第三条 国外机构发起研究的伦理审查

国外申办组织和个体的研究者,应向申办组织所在国提交研究方案进行伦理学和科学审查,伦理评价标准应和研究实施所在国同样严格。东道国的卫生管理部门,及其国家的或地方的伦理审查委员会应确认研究方案是针对东道国的健康需要和优先原则,并符合必要的伦理标准。

第四条 个体的知情同意

对于所有的人体生物医学研究,研究者必须获得受试者自愿做出的知情同意,若在个体不能给予知情

同意的情况下,必须根据现行法律获得其法定代理人的许可。免除知情同意被认为是不寻常的和例外的,在任何情况下都必须经伦理审查委员会批准。

第五条 获取知情同意:前瞻性研究受试者必须知晓的信息

在要求个体同意参加研究之前,研究者必须以其能理解的语言或其他交流形式提供以下信息:

1. 个体是受邀参加研究,认为个体适合参加该项研究的理由,以及参加是自愿的;

2. 个体可自由地拒绝参加,并可在任何时候自由地退出研究而不会受到惩罚,也不会丧失其应得利益;

3. 研究的目的,研究者和受试者要进行的研究过程,以及说明该研究不同于常规医疗之处;

4. 关于对照试验,要说明研究设计的特点(例如随机化,双盲),在研究完成或破盲以前受试者不会被告知所分配的治疗方法;

5. 预期个体参加研究的持续时间(包括到研究中心随访的次数和持续时间,以及参加研究的总时间),试验提前中止或个体提前退出试验的可能性;

6. 是否有金钱或其他形式的物质作为个体参加研究的报酬,如果有,说明种类和数量;

7. 通常在研究完成后,受试者将被告知研究的发现,每位受试者将被告知与他们自身健康状态有关的任何发现;

8. 受试者有权利在提出要求时获得他们的数据,即使这些数据没有直接的临床用途(除非伦理审查委员会已经批准暂时或永久地不公开数据,在这种情况下受试者应被告知,并且给予不公开数据的理由);

9. 与参加研究有关的、给个体(或他人)带来的任何可预见到的风险、疼痛、不适,或不便,包括给受试者的配偶或伴侣的健康或幸福带来的风险;

10. 受试者参加研究任何预期的直接受益;

11. 研究对于社区或整个社会的预期受益,或对科学知识的贡献;

12. 受试者在参加完成研究后,他们能否、何时、如何得到被研究证明是安全和有效的药品或干预方法,他们是否要为此付款;

13. 任何现有的、可替代的干预措施或治疗措施;

14. 将用于保证尊敬受试者隐私、可识别受试者身份记录的机密性的规定;

15. 研究者保守机密能力受到法律和其他规定的限制,以及泄露机密的可能后果;

16. 关于利用遗传试验结果和家族遗传信息的政策,以及在没有受试者同意的情况下,防止将受试者的遗传试验结果披露给直系亲属或其他人(如保险公司或雇主)的适当的预防措施;

17. 研究的申办者,研究者隶属的机构,研究资金的性质和来源;

18. 可能进行的研究直接或二次利用受试者的病历记录和临床诊疗过程中获取的生物标本;

19. 研究结束时是否计划将研究中收集的生物标本销毁,如果不是,关于它们贮存的细节(地点,如何存,存多久,和最后的处置)和将来可能的利用,以及受试者有权作出关于将来的使用、拒绝贮存和让其销毁的决定;

20. 是否会从生物标本中开发出商业产品,研究参加者是否会从此类产品的开发中获得钱或其他收益;

21. 研究者是仅作为研究者,还是既做研究者又做受试者的医生;

22. 研究者为研究参加者提供医疗服务的职责范围;

23. 与研究有关的具体类型的损害、或并发症将提供的免费治疗,这种治疗的性质和持续时间,提供治疗的组织或个人名称,以及关于这种治疗的资金是否存在任何不确定因素;

24. 因此类损害引起的残疾或死亡,受试者或受试者的家属或受赡养人将以何种方式、通过什么组织得到赔偿(或者,指明没有提供此类赔偿的计划);

25. 受邀参加研究的可能的受试对象所在国家对获赔偿的权利是否有法律上的保证;

26. 伦理审查委员会已经批准或许可了研究方案。

第六条 获取知情同意:申办者与研究者的职责

申办者和研究者有责任做到:

1. 避免使用不正当的欺骗手段,施加不正当影响,或恐吓;

2. 只有在确定可能的受试对象充分了解了参加研究的有关实情和后果,并有充分的机会考虑是否参加以后,才能征求同意;

3. 按一般规则,应获取每一位受试者的签名书作为知情同意的证据——对这条规则的任何例外,研究者应有正当理由并获得伦理审查委员会的批准;

4. 如果研究的条件或程序发生了显著的变化,或得到了可能影响受试者继续参加研究意愿的新信息,要重新获取每位受试者的知情同意;

5. 长期研究项目,即使该研究的设计或目标没有变化,也要按事先确定的时间间隔,重新获取每位受试者的知情同意。

第七条 招募受试者

受试者在参加一项研究中发生的收入损失、路费、及其他开支可得到补偿；他们还能得到免费医疗。受试者，尤其是那些不能从研究中直接受益的，也可因带来的不便和花费的时间而被付给报酬或得到其他补偿。然而，报酬不应过大，或提供的医疗服务不应过多，否则诱使受试者不是根据他们自己的更佳判断而同意参加研究（"过度劝诱"）。所有提供给受试者的报酬、补偿和医疗服务都必须得到伦理审查委员会的批准。

第八条 参加研究的受益和风险

对于所有人体生物医学研究，研究者必须保证潜在的利益和风险得到了合理地平衡，并且最小化了风险。

1. 提供给受试者的具有直接诊断、治疗或预防益处的干预措施或治疗过程的合理性在于，从可预见的风险和受益的角度，与任何可得到的替代方法相比至少是同样有利的。这种"有益的"干预措施或治疗过程的风险相对于受试者预期的受益而言必须是合理的。

2. 对受试者没有直接诊断、治疗、或预防益处的干预措施的风险，相对于社会的预期受益（可概括为知识）而言必须是合理的。这种干预措施的风险相对于将要获得的知识的重要性而言，必须是合理的。

第九条 研究中涉及不能给予知情同意的受试者，关于风险的特殊限定

当存在伦理和科学的合理性，对不能给予知情同意的个体实施研究时，对受试者没有直接受益前景的研究，干预措施的风险应不能比他们常规体格检查或心理检查的风险更大。当有一个非常重要的科学或医学理论，并得到伦理审查委员会的批准，轻微或较小地超过上述风险也是允许的。

第十条 在资源有限的人群和社会中的研究

在一个资源有限的人群或社会开始研究之前，申办者和研究者必须尽一切努力保证：

1. 研究是针对实施研究所在地人群或社会的健康需要和优先原则的；

2. 任何干预措施或开发的产品，或获得的知识，都将被合理地用于使该人群或社会受益。

第十一条 临床试验中对照的选择

一般而言，诊断、治疗或预防性干预试验中对照组的受试者，应得到公认有效的干预。有些情况下，使用一个替代的对照，如安慰剂或"不治疗"，在伦理学上是可接受的。安慰剂可用于：

1. 当没有公认的有效的干预时；

2. 当不采用公认有效的干预，至多使受试者感到暂时的不适、或延迟症状的缓解时；

3. 当采用一个公认有效的干预作为对照，将会产生科学上不可靠的结果，而使用安慰剂不会增加受试者任何严重的、或不可逆损害的风险。

第十二条 在研究中受试者人群选择时负担和利益的公平分配

应通过公平分配研究负担和利益的方式，选择受邀成为研究受试者的人群。排除可能受益于参加研究的人群必须是合理的。

第十三条 涉及弱势人群的研究

邀请弱势个体作为受试者需要特殊的理由，如果选择他们，必须切实履行保护他们权利和健康的措施。

第十四条 涉及儿童的研究

在进行涉及儿童的研究之前，研究者必须确保：

1. 以成人为受试对象，研究不能同样有效地进行；

2. 研究的目的是获得有关儿童健康需要的知识；

3. 每位儿童的父母或法定代理人给予了许可；

4. 已获得每位儿童在其能力范围内所给予的同意（赞成）；

5. 儿童拒绝参加、或拒绝继续参加研究将得到尊重。

第十五条 由于受试者智力或行为障碍而不能给予充分知情同意的研究 由于受试者智力或行为障碍而不能给予充分知情同意的研究在开展前，研究者必须保证：

1. 在知情同意能力没有受损的人体能同样有效地进行研究，上述人群就不能成为受试者；

2. 研究的目的是为获得有关智力或行为障碍者特有的健康需要的知识；

3. 已获得与每位受试者能力程度相应的同意，可能的受试对象拒绝参加研究应始终受到尊重，除非在特殊情况下，没有合理的医疗替代方法，并且当地法律允许不考虑拒绝；

4. 如果可能的受试对象没有能力同意，应获得负责的家庭成员或符合现行法律的法定代理人的许可。

第十六条 妇女作为受试者

研究者、申办者或伦理审查委员会不应排除育龄期妇女参加生物医学研究。研究期间有怀孕的可能，其本身不能作为排除或限制参加研究的理由。然而，详尽讨论对孕妇和胎儿的风险,是妇女做出参加临床研究理性决定的先决条件。这一讨论包括,如果怀孕,参加研究可能危害到胎儿或她本人,申办者 P 研究者应以妊娠试验确认可能的受试对象未受孕,并在研究开始之前采取有效的避孕方法。如果由于法律的或宗教的原因,不能这样做,研究者不应招募可能怀孕的妇女进行可能有这类风险的研究。

第十七条 孕妇作为受试者

应假定孕妇有资格参加生物医学研究。研究者和伦理审查委员会应确保已怀孕的可能受试对象被充分告知了有关她们自己、她们的身孕、胎儿和她们的后代以及她们的生育力的风险和受益。仅在针对孕妇或其胎儿特有的健康需要、或孕妇总体的健康需要,并且如果合适,有来自动物实验、尤其是关于致畸和致突变风险的可靠证据予以支持,才能在该人群中实施研究。

第十八条 保守机密

研究者必须采取安全措施,保护受试者研究数据的机密。受试者应被告知研究者保守机密的能力受到法律和其他规定的限制,以及机密泄露的可能后果。

第十九条 受损伤的受试者获得治疗和赔偿的权利

受试者因参加研究而受到伤害,研究者应保证其有权获得对这类伤害的免费医疗,以及经济或其他补偿,作为对于造成的任何损伤、残疾或障碍的公正赔偿。如果由于参加研究而死亡,他们的受赡养人有权得到赔偿。受试者绝不能被要求放弃获得赔偿的权力。

第二十条 加强伦理和科学审查能力以及生物医学研究的能力

许多国家没有能力评审或确保在其管辖范围内所提议的或进行的生物医学研究的科学性或伦理的可接受性。由国外机构发起的合作研究,申办者和研究者在伦理上有义务保证,在这些国家中由他们负责的生物医学研究项目将对该国或地方的生物医学研究的设计和实施能力起到有效的促进作用,并为这类研究提供科学和伦理审查和监察。能力培养包括,但不限于以下工作:

1. 建立和加强独立的、有能力的伦理学审查过程 P 委员会;
2. 加强研究能力;
3. 发展适用于卫生保健以及生物医学研究的技术;
4. 培训研究和卫生保健人员;
5. 对从中筛选受试者的人群进行教育。

第二十一条 国外申办者提供健康医疗服务的道德义务

国外申办者在伦理上有义务确保可获得:

1. 安全地进行研究所必需的卫生保健服务;
2. 治疗由于研究干预措施而受到损害的受试者;
3. 申办者承诺中的一个必须部分,使作为研究成果的有益干预措施或产品合理地用于有关人群或社会所作的服务。

十八、南丁格尔誓言

余谨以至诚,于上帝及公众面前宣誓:

> 终身纯洁,忠贞职守,
> 尽力提高护理专业标准,
> 勿为有损之事,
> 勿取服或故用有害之药,
> 慎守病人及家务之秘密,
> 竭诚协助医师之诊治,
> 务谋病者之福利。

南丁格尔谨誓

护理伦理学(高专、高职)教学基本要求

一、课程性质和任务

《护理伦理》是护理专业一门专业基础课,是护理学与伦理学的交叉学科,也是伦理学的基本原理在护理领域中的具体应用,属应用伦理学。其主要任务是通过本课程学习,以期提高护生的职业道德素养,培养高素质护理人才。

二、课程教学目标

(一)知识教学目标

1. 了解护理伦理的发展趋势、死亡护理、计划生育与人类辅助生殖技术伦理。
2. 熟悉护理伦理的基本理论。
3. 熟悉护患关系伦理和护际关系伦理。
4. 掌握护理伦理基本原则、规范与范畴。

(二)能力培养目标

1. 具有运用护理伦理的基本理论分析解决护理伦理问题的能力。
2. 基本具备把握复杂护理伦理现象的发展方向和趋势的能力。
3. 具备通过正确途径提高自身护理道德的实践能力。
4. 能运用姑息治疗、减轻症状等护理措施,改善临终患者的生活质量,体现人性关怀。
5. 会关注护理伦理发展前沿、医学技术及高新技术与社会发展相伴而生的伦理难题。

(三)素质教育目标

1. 热爱祖国,热爱护理事业,具有为人类健康服务的奉献精神。建立和巩固人道主义及人文精神,确立为人类医疗事业服务和奉献的理想追求。
2. 自觉应用护理伦理原则和道德要求规范自身思想和行为,具有诚实的品德,较高的慎独修养,高度的责任感,不断提升道德境界。

三、教学内容和要求

教学内容	了解	理解	掌握	教学活动参考	教学内容	了解	理解	掌握	教学活动参考
一、护理伦理学及其现状					(二)护理伦理原则、规范和范畴				
(一)护理伦理学概述					1. 护理伦理基本原则			√	
1. 护理的内涵		√			2. 护理伦理具体原则			√	
2. 伦理的内涵		√			3. 护理伦理基本规范			√	
3. 护理道德与护理伦理		√			4. 护理伦理基本范畴		√		
4. 护理伦理传统思想	√				(三)护理伦理教育和修养				
(二)现代护理伦理及其现状				理论讲授多媒体演示案例教学	1. 护理伦理教育		√		
1. 现代护理伦理的确立			√		2. 护理伦理修养			√	
2. 当代护理伦理的现状与展望	√				三、护患关系伦理				理论讲授多媒体演示案例分析小组讨论
3. 做一名新型合格的护理专业人才			√		(一)护患关系伦理概述				
二、护理伦理理论基础和道德修养					1. 护患关系的基本模式	√			
(一)护理伦理的理论基础					2. 护患关系的伦理原则			√	
1. 生命论		√			(二)护患沟通伦理				
2. 道义论		√			1. 沟通的概念及其类型		√		
3. 美德论		√			2. 影响沟通的因素		√		
4. 义务论		√			3. 护患沟通的技巧			√	
5. 功利论		√			(三)护患冲突及其调适				
6. 公益论		√			1. 护患冲突的概念及类型	√			

续表

教学内容	了解	理解	掌握	教学活动参考	教学内容	了解	理解	掌握	教学活动参考
2.护患冲突的特征		√			(四)公共卫生护理伦理				
3.护患冲突的调适原则			√		1.公共卫生护理特点	√			
四、护医关系伦理					2.公共卫生护理伦理问题		√		
(一)护医关系的模式					3.公共卫生护理伦理要求			√	
1.传统的护医关系	√				八、各科患者的护理伦理				
2.新型的护医关系		√			(一)妇产科患者的护理伦理				
3.理想的护医关系		√			1.妇产科患者护理过程中存在的伦理问题		√		
(二)护医工作配合中的矛盾					2.妇产科患者的护理伦理要求			√	
1.影响护医关系的因素		√			(二)儿科患者的护理伦理				
2.护医关系中的角色期望		√			1.儿科患者护理过程中存在的伦理问题		√		
(三)建立和谐护医关系					2.儿科患者的护理伦理要求			√	
1.和谐护医关系的意义					(三)老年患者的护理伦理				
2.护医关系的伦理要求			√		1.老年患者护理过程中存在的伦理问题		√		
3.建立和谐护医关系的技巧			√		2.老年患者的护理伦理要求			√	
五、护际关系伦理					(四)手术患者的护理伦理				
(一)正确处理护际关系的必要性和伦理规范	√				1.手术患者护理过程中存在的伦理问题		√		
1.和谐护际关系的必要性		√			2.手术患者的护理伦理要求			√	
2.护际关系伦理规范			√		(五)癌症患者的护理伦理				
(二)护际关系的协调					1.癌症患者护理过程中存在的伦理问题		√		
1.同科室护际关系及伦理			√		2.癌症患者的护理伦理要求			√	
2.各科室间护理人员及其他各部门关系及伦理			√		(六)临终患者的护理伦理				
六、护理人员与公共关系伦理					1.临终患者护理过程中存在的伦理问题		√		
(一)护理人员与公共关系的特殊性					2.临终患者的护理伦理要求			√	
1.工作对象和内容的特殊性		√			九、护理科研伦理				理论讲授
2.工作能力要求的特殊性		√			(一)护理科研伦理				多媒体演示
3.工作开展的特殊性		√			1.护理科研	√			案例分析
(二)护理人员与公共关系伦理准则					2.护理科研道德的特点		√		小组讨论
1.面向基层,服务社会			√		3.护理科研道德的作用		√		
2.坚持原则,严守制度			√		4.护理科研的伦理规范				
3.任劳任怨,持之以恒			√		(二)人体试验的护理伦理				
4.钻研业务,不断提高			√		1.人体试验的意义		√	√	
七、不同公共区域的护理伦理				理论讲授	2.有关人体试验的伦理规范		√		
(一)门、急诊护理伦理				多媒体演示	3.知情同意伦理准则		√		
1.门诊护理特点及伦理			√	案例分析	4.人体研究的伦理审查		√		
2.急诊护理特点及伦理			√	小组讨论	(三)人工辅助生殖技术伦理				
(二)病房护理伦理					1.人工辅助生殖技术的概念	√			
1.病房护理特点	√				2.人工辅助生殖技术的伦理学问题		√		
2.病房护理伦理问题		√			3.人工辅助生殖技术伦理原则		√		
3.病房护理伦理要求			√		4.人工辅助生殖技术中的护理伦理			√	
(三)社区护理伦理									
1.社区护理特点	√								
2.社区护理伦理问题		√							
3.社区护理伦理要求			√						

续表

教学内容	教学要求			教学活动参考	教学内容	教学要求			教学活动参考
	了解	理解	掌握			了解	理解	掌握	
十、护理伦理决策、评价、管理					2.护理伦理评价的标准		√		
(一)护理伦理决策					3.护理伦理评价的依据		√		
1.护理伦理决策及其作用		√			4.护理伦理评价方式		√		
2.确立一定的护理伦理决策模式			√		5.护理伦理考核		√		
3.护理伦理决策的准备、能力要求和原则		√			(三)护理管理伦理				
					1.护理伦理与护理管理		√		
(二)护理道德评价					2.护理管理伦理			√	
1.护理伦理评价及其作用	√								

四、教学大纲说明

(一)适用对象与参考学时

本教学大纲可供护理、助产等专业使用,总学时为 26 学时,可根据教学内容进行理论、实践一体化教学。

(二)教学要求

本课程对理论教学部分要求有掌握、理解、了解三个层次。掌握是指对护理伦理中所学的基本理论具有深刻的认识,并能灵活地应用所学知识分析、解决常见的临床护理伦理问题。理解是指能够解释、领会概念的基本含义并会应用所学的伦理规范。了解是指能够简单理解、记忆所学知识。

(三)教学建议

1. 教学方法 结合护理专业学生的特点和教学内容,在教学中综合运用多种教学方法,培养学生的职业素养。如问题引导法、角色扮演法、案例教学法、小组讨论法等充分发挥教师的主导作用和学生的主体作用。注重理论联系实际,并组织学生开展必要的临床案例分析讨论,以培养学生的分析问题和解决问题的能力,使学生加深对教学内容的理解和掌握。

2. 教学评价 可从以下几个方面评价。

(1)评价全程化:学习的过程也是学生成长发展的过程,将形成性评价和终结性评价结合起来。

(2)评价内容多元化:以学生的全面发展为目标,注重对学生综合素质的评价,关注学生的敬业精神、学习态度、实践中运用伦理原则的能力及沟通能力等方面的发展。

(3)评价方法多样化:笔试考核、辩论赛、论文、调查报告、社会实践等多种方法相结合。

学时分配建议(26学时)

序号	教学内容	学时数		
		理论	实践	合计
1	护理伦理学及其现状	2		2
2	护理伦理理论基础和道德修养	4		4
3	护患关系伦理	2		2
4	护医关系伦理	3		3
5	护际关系伦理	2		2
6	护理人员与公共关系伦理	1		1
7	不同公共区域的护理伦理	3		3
8	各科患者的护理伦理	3		3
9	护理科研伦理	2		2
10	护理伦理决策、评价、管理	4		4
	合计	26		26

目标检测选择题参考答案

第1章
1.B 2.B 3.A

第2章
1.B 2.A 3.C 4.A

第3章
1.B 2.C 3.D 4.C

第7章
1.D 2.C

第9章
1.A 2.D 3.A

第10章
1.A 2.A